Ich habe mich eine ganze Stunde lang nicht als Patient gefühlt,
sondern als Mensch!

Susanne Wilfarth

Ich habe mich eine ganze Stunde lang nicht als Patient gefühlt, sondern als Mensch!

Leitfaden zur Psychologischen Gruppentherapie
in der Geriatrie

PETER LANG

Frankfurt am Main · Berlin · Bern · Bruxelles · New York · Oxford · Wien

Bibliografische Information der Deutschen Nationalbibliothek
Die Deutsche Nationalbibliothek verzeichnet diese Publikation
in der Deutschen Nationalbibliografie; detaillierte bibliografische
Daten sind im Internet über <http://www.d-nb.de> abrufbar.

Gedruckt auf alterungsbeständigem,
säurefreiem Papier.

ISBN 3-631-55828-7

© Peter Lang GmbH
Europäischer Verlag der Wissenschaften
Frankfurt am Main 2006
Alle Rechte vorbehalten.

Printed in Germany 1 2 3 4 5 7

www.peterlang.de

„Ich habe mich eine ganze Stunde lang nicht als Patient gefühlt, sondern als Mensch!"

Dieses Zitat stammt von einem Teilnehmer der psychotherapeutischen Gruppe (siehe im Text S. 58.)

Der 64-jährige Patient wurde in der Geriatrie stationär nach einem Schlaganfall behandelt und drückt mit diesem Satz – stellvertretend für andere – aus, was die Gruppentherapie unterstützen soll und kann:

Die Stärkung der psychischen Gesundheit, die sich u. a. in einer Zunahme an Selbstwertgefühl, Würde, Lebensfreude, Autonomie und sozialer Resonanz widerspiegelt, wodurch sich nicht selten das Leiden unter körperlichen Einbußen relativiert.

Geleitwort

Die Lebenserwartung in den westlichen Ländern hat sich in den letzten 100 Jahren nahezu verdoppelt. Diese erfreuliche Entwicklung ist ein Verdienst der medizinischen Versorgung und der geänderten Lebensbedingungen.

Mit der gestiegenen Lebenserwartung wächst aber das Risiko, im Alter zu erkranken und Einbußen in Selbständigkeit und psychischer Gesundheit zu erleiden.

Die Medizin steht heute im Spannungsfeld der zunehmenden Subspezialisierung und Technisierung und einem immer größer werdenden Bedarf an präventiven, therapeutisch rehabilitativ und pflegeorientierten Disziplinen.

Zentrales Ziel aller gesundheitlichen Bemühungen muss es sein, die Autonomie älterer Patienten solange wie möglich zu erhalten.

Die Geriatrie, mit ihrem ganzheitlichen Ansatz, erarbeitet individuelle Lösungen für jeden Patienten, um seinen physischen, psychischen und sozialen Problemen gerecht zu werden.

Die interdisziplinäre Zusammenarbeit aller Berufsgruppen in einem therapeutischen Team fördert die Lebensqualität und Selbständigkeit unserer Patienten.

Die psychotherapeutische Begleitung in Einzel- und Gruppentherapie ist eine sinnvolle Ergänzung des multimodalen Behandlungsangebotes in der Geriatrie.

Es ist das große Verdienst von Frau Dr. Wilfarth, Neuropsychologin in der Geriatrischen Klinik unseres Hauses, ein Buch verfasst zu haben, in dem sie die vielfältigen Probleme und Fragestellungen älterer Patienten aufgreift und inhaltlich verständnisvoll darstellt.

Dieses Buch kann einen Beitrag leisten, um in der therapeutischen Gruppensituation, jedes Mitglied an die Wahrnehmung eigener Ängste und Probleme heranzuführen.

Ich wünsche mir eine große Leserschaft, um eine Lücke im Verständnis älterer Patienten zu schließen!

Dr. med. H. Bünemann
Chefarzt Geriatrische Klinik

Danksagung

Während der Fertigstellung dieses Buches standen mir Menschen zur Seite, die mir sehr wichtig sind und mein volles Vertrauen haben.

Allen voran bedanke ich mich an dieser Stelle bei meinem Ehemann, Dipl.-Psych. Bernd Wilfarth, der niemals an der Vollendung des Buches Zweifel aufkommen ließ.

Daneben danke ich meiner Freundin und Kollegin, Dipl.-Psych Katrin Nagel sowie meiner Freundin, Dr. Sabine Fendt, promovierte Kunsthistorikerin und Pharmazeutin, für ihr interessiertes und gewissenhaftes Korrekturlesen – angereichert mit hilfreich konstruktiver Kritik in Verbindung mit motivierenden Kommentaren.

Nicht zuletzt danke ich dem Chefarzt der Geriatrie im Marienkrankenhaus Hamburg, Herrn Dr. med. H. Bünemann, für die Formulierung seines Geleitworts zu diesem Buch.

Dr. Susanne Wilfarth

Inhaltsverzeichnis

11

Einführung

In dem vorliegenden Buch wird die Durchführung einer psychologischen Gesprächsgruppe mit kognitiv-verhaltens-therapeutischen und gesprächs-psychotherapeutischen Elementen als Erweiterung des neuropsychologischen Therapieangebots innerhalb von geriatrischen Rehabilitationsstationen nach langjährigen erfolgreichen Erfahrungen vorgestellt: Ziel und Zweck bestehen in Anregungen zur Nachahmung in allen denkbaren Bedarfseinrichtungen wie z.B. geriatrischen und gerontologischen Stationen von Krankenhäusern, Tageskliniken und Rehabilitationskliniken mit älteren Patienten, aber auch Altenheimen und Altentagesstätten mit therapeutischem Angebot.

Die Idee, die eigenen Aufzeichnungen über die Gruppenarbeit zu veröffentlichen, entstand durch meine Beobachtung, daß (neuro-) psychologische gruppentherapeutische Angebote für geriatrische Patienten sich zum weitüberwiegenden Teil bis nahezu ausschließlich auf Konzentrations- und Gedächtnistherapie oder Informationsveranstaltungen (für Patienten und Angehörige) über das Krankheitsbild, Möglichkeiten der Weiterversorgung oder Richtlinien der Pflegeversicherung beziehen. Lediglich im Bereich der psychiatrischen Behandlung finden sich äquivalente therapeutische Angebote – zumeist für depressive Patienten.

Die Idee, eine psychologische Gesprächsgruppe unter Einbeziehung von hirngeschädigten Patienten –(z.B. nach Schlaganfall oder durch dementielle Erkrankungen) ins Leben zu rufen, erschien daher zunächst als risikoreiches Experiment:

➢ Psychologische Kollegen äußerten zu Beginn Skepsis, daß Betroffene angesichts ihrer Hirnleistungsdefizite zu themenzentrierten Gesprächen, die Selbstexploration und –reflexion sowie Reaktionen auf Äußerungen von Mitpatienten erfordern, nicht in der Lage seien.

➢ Klinikmitarbeiter anderer Berufsgruppen konnten sich ebensowenig wie Patienten vorstellen, was und in welcher Form derartige Gespräche ablaufen würden und neigten anfänglich dazu, die Wichtigkeit dieser therapeutischen Maßnahme als eher gering einzuschätzen. Die Wirkung der Interventionen sind nicht unmittelbar sichtbar und fühlbar, so daß speziell bei Neueinsteigern eine schwankende Motivationslage zu beobachten ist: Im Gegensatz zu der großen Akzeptanz z.B. krankengymnastischer Gruppenangebote, denen höchste Priorität zugebilligt wird, fragen sich viele, ob nicht der Mittagsschlaf, Besuch von Angehörigen, Termin bei der Klinikfriseurin oder (bei TageskiinikPatienten) die Vorbereitung auf die Abfahrt mit dem Transportbus nach Hause wichtiger seien als die Teilnahme an der Gesprächsgruppe.

➢ Das Informationsdefizit über Sinn, Inhalt und Zweck einer derartigen Veranstaltung nachhaltig auszuräumen, erweist sich innerhalb einer Klinik als nahezu unmöglich, da die relativ hohe Personalfluktuation immer wieder neue Mitarbeiter ins Haus bringt. Daher gibt es stets eine Reihe von pflegenden und behandelnden Personen, die selbst keine Vorstellung über das, was in einer psychotherapeutischen Gesprächsgruppe geschieht, haben und insofern etwaige Fragen von Patienten nicht beantworten können.

➢ Eine Sekundärfolge des Informationsdefizits seitens der Mitarbeiter besteht in einer weitgehend nicht vorhandenen „Werbung" für dieses Angebot, d.h. einige potentielle Zielpatienten erfahren während ihres (teil-)stationären Klinikaufenthalts nichts oder zu spät von dem Vorhandensein der Gesprächsgruppe.

➢ Im Ergebnis ist die Anzahl der Teilnehmer nicht nur schwankend sondern häufig auch äußerst gering: Ich führte bei Bedarf über die Jahre ab und zu „Gruppensitzungen" mit genau zwei Teilnehmern durch. Als maximale Teilnehmerzahl hat sich fünf bis acht als günstig erwiesen. Es ist wichtig, daß jeder Patient in jeder Sitzung ausreichend Zeit hat, sich über seine persönlichen Erfahrungen und Ansichten klar zu werden und sich dazu zu äußern. Außerdem werden die Mitpatienten nur so lange als potentielle Gesprächspartner angesehen, wie die Anzahl übersichtlich ist und nicht als anonyme Menge wahrgenommen wird.

I. Vorteile von Gruppentherapie im Vergleich zur Einzeltherapie

Im Gegensatz zu psychotherapeutischen Interventionen im Einzelkontakt bietet die Therapie mit mehreren Patienten die Möglichkeit zu gruppendynamischen Prozessen.

Die Patienten erleben sich im Austausch mit den anderen Teilnehmern häufig nach langer Zeit zum ersten Mal wieder als wichtige Personen. Die soziale Resonanz auf eigene Stellungsnahmen vermittelt das Gefühl, wichtig und lebendig zu sein und wird oft begleitet von der Erfahrung, mit den eigenen Problemen nicht allein da zu stehen. Darüberhinaus können die Menschen ihre gesunden Anteile verstärkt wahrnehmen und nicht selten andere mit ihren Methoden des „erfolgreichen" Alterns befruchten.

Dort, wo die eigenen Bewältigungsmöglichkeiten als defizitär eingeschätzt werden (z.B. beim Leiden unter Einsamkeit) bietet das gruppentherapeutische Angebot einerseits die Basis, sich als soziales Wesen neu zu entdecken, andererseits Raum für bilanzierende Gedanken, die vom Einzelschicksal auf z.T. unausweichliche gesellschaftliche Veränderungen (von der ehemals Großfamilienstruktur hin zur stärkeren Generationentrennung) verweisen.

In der Gruppe entwickeln die Teilnehmer Mut, Tabuthemen (z.B, Tod und Sterben, Ängste vor Schmerzen und Kompetenzverlust) anzusprechen und sich durch das Thematisieren zu entlasten.

Die Vielfalt der Erfahrungen – nicht zuletzt die unterschiedlichen Perspektiven der beiden Geschlechter – machen eine Erweiterung des gedanklichen Horizonts als Grundlage für neue eigene Lösungsideen möglich. Die Patienten können voneinander lernen und profitieren von einer überwiegend eher lockeren Atmosphäre, in der auch Platz für humorvolle Bemerkungen ist. Gerade im gemeinsamen Lachen entdecken viele, daß ihr Schicksal nicht grenzenlos von Trauer, Verlust und Perspektivlosigkeit geprägt zu sein braucht.

Theoretischer Teil: Darstellung, Entwicklung und Durchführung des Therapiekonzepts

I. Problematik

Auf geriatrischen Stationen liegt das Lebensalter der Patienten bei 60 Jahren und höher, so daß generell eine altersbedingte allgemeine Verlangsamung im Kommunikationsverhalten vorausgesetzt werden muß. Begleitend zum Krankheitsbild oder reaktiv ist ein hoher Prozentsatz der Teilnehmer von depressiven Symptomen betroffen, wodurch der Antrieb zur sozialen Kontaktaufnahme bei vielen gemindert ist.

Viele der Patienten mit Hirnläsionen leiden unter Konzentrations- und/oder Gedächtnisschwierigkeiten, Sprech- oder Sprachstörungen. Daher:

- verlieren die Teilnehmer leicht den Faden oder schweifen vom Thema ab,
- können sich an das zuvor Erwähnte nicht erinnern oder
- trauen sich die Formulierung eines eigenen Gesprächsbeitrags nicht zu.
- Häufig antworten sie nicht konkret auf das Ziel der Frage.
- Viele Teilnehmer leiden unter einer allgemeinen Verlangsamung, so daß auch das Formulieren ihrer Rede und das Reagieren auf andere Gesprächsbeiträge sich verzögern kann.
- Ohne Hilfestellung verhalten sich die meisten daher eher stumm,
- wirken teils wie gelangweilt, desinteressiert, teilnahmslos. Tatsächlich fühlen sie sich eher unsicher, schämen sich ihrer Schwäche oder sind schneller ermüdet und daher insgesamt weniger belastbar als Hirngesunde.
- Bei einem durchschnittlichen Klinikaufenthalt von 21 bis 28 Tagen in einer stationären geriatrischen Rehabilitation ist die Fluktuation innerhalb der Gesprächsgruppe groß. Nur wenige Teilnehmer kennen einander aus vorherigen Sitzungen. Fast jedes Mal sind Neuankömmlinge dabei.

II. Hilfreiches Vorgehen

- Jede Gruppensitzung wird auf eine Dauer von einer Stunde festgelegt — ein Kompromiß zwischen stark begrenzter Aufmerksamkeitskapazität der meisten Teilnehmer und notwendiger potentieller Redezeit für jeden.
- Jede Sitzung hat eine feste Themenvorgabe als Einstieg und klare Struktur, um Orientierungshilfen für die Teilnehmer zu geben. Die Informationen über die Sitzungsinhalte werden häufig und knapp in Teilen wiederholt, um kurzzeitig Möglichkeit zu geben, sich wieder neu einen Überblick zu verschaffen. Dadurch können Erwartungsängste (Was kommt da auf mich zu?) für den Moment vermindert werden.
- Bei Fragestellungen sind klare Vorgaben (z.B. „Fällt es Ihnen leicht, sich durchzusetzen?") günstiger als freie Fragen (z.B. „Wie würden Sie sich beschreiben?")
- Thematisch verwertbare Gedanken (auch bei Beiträgen, die nicht das Zentrum des Themas treffen und gelegentlich sogar unfreiwillig komisch wirken können) sollte der Gesprächsleiter aufgreifen, um die teils verborgene Tiefe der Gedanken zu offenbaren und die Teilnehmer auf das Thema zurückführen.
- Auch stille Patienten sollten direkt angesprochen und nach ihrer persönlichen Sichtweise gefragt werden; denn viele sind zu schüchtern, zu antriebsgemindert oder zu leicht abgelenkt, um sich aktiv zu Wort zu melden. Allerdings sollte keiner der Teilnehmer zu Äußerungen gezwungen werden. Auch, wer die Stunde zum Zuhören für sich nutzt, kann ein aktiver Teilnehmer sein und von der Stunde profitieren.
- Für viele Patienten ist es hilfreich, wenn sie genügend Zeit zwischen Frage und erwarteter Stellungnahme haben. Die Gesprächspausen, die dadurch entstehen können, sind u. U. länger als gewöhnlich. Deshalb ist es wichtig, Gelassenheit und Ruhe auszustrahlen, damit nicht durch Streßempfinden bei den Teilnehmern angedachte Antworten im Keim erstickt werden.
- Wichtig ist eine thematische Abgrenzung pro Sitzung, um neuen Teilnehmern den Einstieg zu erleichtern und den Eindruck zu vermeiden, daß die anderen einen Wissensvorsprung haben.

- „Hausaufgaben" i. S. von Vorschlägen, sich und andere über die Woche genau in Hinblick auf bestimmte Aspekte genau zu beobachten und wahrzunehmen, haben sich nicht bewährt, da gute Konzentrations- und Gedächtnisfähigkeiten Voraussetzung für die Erfüllung der Aufgabe sind.
- Nahezu in jeder Sitzung ist es wiederholt erforderlich, die Patienten aufzufordern, einander anzusehen und anzusprechen statt die/den anwesende(n) Therapeutin/en als einzigen potentiellen Gesprächspartner zu behandeln. So kann eine „sternförmige" Kommunikation aufgelöst werden.
- Im Verlauf der Sitzung, die durch eine konkrete Eingangsfrage an die Runde eröffnet wird, sind häufig neue Gesprächsimpulse durch den Gesprächsleiter nötig, um die Aktivierungsminderung der Teilnehmer zu kompensieren und thematische Erinnerungs- bzw. Wiedereinstiegshilfen zu liefern.

III. Besonderheiten durch die Zusammenführung von hirnorganisch beeinträchtigten und hirngesunden Patienten in der Gesprächsgruppe

Unterschiede zu anderen psychologischen Gesprächsgruppen in Kliniken:

Trotz der beschriebenen, streng direktiv erscheinenden Struktur wird älteren, depressiven und z.T. hirnorganisch veränderten Patienten gerade erst durch diese Form der Orientierungshilfe ermöglicht,
- Selbstöffnung und
- -reflexion zu leben,
- eigene Wünsche und Bedürfnisse zu formulieren und
- sich als weniger beeinträchtigt durch die zumeist übermächtig wirkenden physischen, kognitiven und/oder affektiven Symptome zu fühlen,
- sich gelöst von der vermeintlich vorbestimmten Patientenrolle als mehr selbstbestimmt wahrzunehmen und nicht zuletzt
- die Rückzugstendenz teilweise aufzugeben und mit anderen in Kontakt zu treten.

IV. Erkennbare Auswirkungen bei den Patienten

Welche positiven Auswirkungen die Teilnahme an den Gesprächsgruppen hat, zeigen die Beiträge der Patienten, die im Text dokumentiert sind. (Obwohl manche Äußerungen auf den ersten Blick
eher unpassend oder oberflächlich erscheinen, läßt sich bei nähere
Betrachtung eine ernsthafte Auseinandersetzung der Betroffenen
mit ihrem Selbst erkennen.)

Bei vielen Teilnehmern ist zu beobachten, daß sie
- ihre generalisierte depressive Grundhaltung aufgeben,
- teilweise positive Aspekte in ihrem neuen Lebensabschnitt erkennen,
- eine neue Gewichtung ihrer Lebensumstände vornehmen,
- aktiv gestaltend neue Pläne schmieden,
- Dankbarkeit für Erlebtes empfinden,
- sich als weniger hilflos erleben (z.b. wenn sie in der Gruppe von
  anderen Teilnehmern als stark bzw. stärkend beschrieben werden),
- sich weniger einsam fühlen (z.b. durch die Wahrnehmung,
  nicht allein mit dem Krankheitsbild, Symptomen zu stehen),
- entdecken, daß sie Gründe haben, sich selbst zu achten und
  stolz auf sich zu sein,
- erfahren, sich selber stärker und facettenreicher wahrzunehmen in körperlichen und seelischen Funktionen.

Interessanterweise schwindet die (nicht selten anzutreffende)
Skepsis gegenüber der Gesprächsgruppe („so was ist nichts für
mich") bei Patienten zumeist nach der ersten Teilnahme. Dabei ist
die überwiegend positive Verarbeitung häufig *nicht* mimisch ab-
zulesen: Viele wirken am Ende der Sitzung müde, eher traurig und
erschöpft. (Viele Patienten sind nach einer Zeitstunde am Ende ihrer Belastbarkeit. Der z.T. inkongruente mimische Ausdruck läßt
sich mit der bei vielen Patienten krankheitsbedingt deutlichen
Verlangsamung erklären, so daß das mimische Erscheinungsbild
nicht immer die aktuelle psychische Befindlichkeit widerspiegelt.)

Zumeist erst deutlich zeitverzögert werden die Wirkungen der
Gesprächsgruppe von Patienten verbalisiert, indem sie Angehörigen oder Mitarbeitern davon berichten: Es habe ihnen „gut getan",
sei „wichtig" und: „Da will ich nächste Woche wieder hin!" sind die

häufigsten Kommentare. Das bedeutet: Die teilnehmenden Patienten haben Schwierigkeiten zu erklären, worüber gesprochen wurde und wieso sie von dem Gespräch profitieren; was sie aber behalten, ist, daß etwas in ihnen nachwirkt, was ihnen hilft, die Krankheit leichter zu ertragen und Perspektiven für die Zukunft für sich zu entwickeln.

Dabei mag es erstaunen, wenn man die (in die Themenbeschreibungen eingeflochtenen) Antworten von Patienten aus den Gruppensitzungen liest, daß die z.T. äußerst düsteren hoffnungslosen und negativen Äußerungen zum Wohlbefinden beitragen können.

Tatsächlich schafft die Möglichkeit, unterdrückte Gedanken angstfrei und unter hoher Akzeptanz der anderen anzusprechen, jedoch ein Gefühl der Befreiung, was z.T. ein Beginn für eine Abschwächung der negativen Sichtweise darstellen kann.

V. Zu der Themenauswahl und zur Anwendung

Konzeptionell beruht die Themenauswahl und -struktur der Gesprächgruppen mit teilweise hirnorganisch veränderten Personen auf einer Zusammenstellung von Themen, die mit dem Älterwerden, Krank-Werden und Bewältigung von Streßerleben zu tun haben. Im Laufe der Zeit bemerkte ich, daß die Anregungen meinerseits (gewonnen aus Problemfeldern, die in einzeltherapeutischen Kontakten wiederholt auftauchen) welches Thema die nächste Sitzung zur Überschrift haben soll, in den Hintergrund rücken konnten. Immer häufiger entwickelte sich gegen Ende der Stunde aus der aktuellen Gesprächsrunde ein neuer inhaltlicher Schwerpunkt, der als thematische Grundlage für die Folgesitzung diente.

Nach meinem anfänglichen Eindruck, die zu behandelnde Themenliste sei geradezu unendlich, kristallisierten sich nach der Durchsicht der besprochenen Inhalte einige, sich wiederholende Bereiche heraus, die ich in fünf Großgruppen zusammenfaßte (s.S.26ff).

Es entstand die Idee, eine Grundlage für Therapeuten, die mit älteren Menschen psychologische Gesprächsgruppen veranstalten wollen, zusammenzustellen.

Als ausbaufähiger Auftakt für jede Sitzung fungiert hierfür jeweils ein (unter einem Oberthema) dokumentiertes Einstiegsthema mit einer Einführung gestellten Hilfsfragen sowie (ausschnitthaft aber typisch) ausgewählten Antworten von Patienten in den von mir geleiteten Therapiestunden.

Dabei handelt es sich in der Frage-/Antwortdokumentation nicht um eine Art minutiöse Protokolle der durchgeführten Sitzungen sondern um Einblicke in die Themenbearbeitung, die z.T. nahtlos in andere der aufgeführten Themen übergingen.

Die konkrete Planung einer Sitzung erfordert in der Praxis jedoch vom Anwender dieses Therapieleitfadens insofern ein flexibles Vorgehen, als nicht vorab berechenbar ist, inwieweit die Teilnehmer sich wie lange mit einem dieser Themen vertiefend beschäftigen können.

Die Antwortdokumentation demonstriert beispielhaft, wie quantitativ ungleich sich die Ausführungen der Patienten auf die Sitzungsthemen verteilten. Daher erscheint es für den Therapeuten als sinnvoll, sich parallel auf zwei verschiedene Einstiegsthemen vorzubereiten resp. die mit Antworten „dünn" ausfallenden Themen für sich mit weiteren Hilfsfragen zu füllen.

Anders als in anderen psychotherapeutischen Gesprächsgruppen macht der spezielle Teilnehmerkreis geriatrischer Patienten es erforderlich, eine klare Struktur der Sitzungen zu schaffen: Die thematische Vorgabe für jede Sitzung sowie thematische Teilaspekte, die vom Gruppenleiter über die Zeit bei Bedarf (wenn das Gespräch ins Stocken gerät) eingebracht werden können, bieten den Teilnehmern Unterstützung in ihrer Konzentrationsfähigkeit. Wer an dem Gespräch nicht mehr teilnehmen kann, weil er den inhaltlichen „roten Faden" verloren hat bzw. nicht mehr weiß, was der Vorredner gesagt hat, erhält durch die neue Frage des Gruppenleiters einen neuen Impuls zum Nachdenken und damit Mitmachen.

Dabei dienen die Fragen des Therapeuten an die Gruppenteilnehmer als gedankliche Anregungen, sich dem Thema inhaltlich zu nähern, um eigene Erfahrungen, Erinnerungen und Überzeugungen mitzuteilen.

Über den Austausch mit der Sichtweise der anderen ist es möglich zu entdecken, daß die eigene Herangehensweise nicht zwangsläufig ist. Gleichermaßen wird die eigene Aufmerksamkeit auf Inhalte gelenkt, die Stolz, Genugtuung und ein positives Selbstwertgefühl fördern bzw. reaktualisieren. Bereits nahezu vergessene günstige Bewertungen des Selbst und des eigenen Lebens können als erhaltenes Fundament dienen, um die gegenwärtige Lage zu meistern.

Liest man die konkreten Antworten der Patienten, erscheinen manche Formulierungen eher streng bis dogmatisch — und wirken geradezu als unnötige Einengung. Dennoch erlebe ich immer wieder, daß feste Grundsätze vielen älteren Patienten Orientierung und Halt geben.

In der folgenden Darstellung sind anregende Fragen (gedacht als anregende Vorlagen für die Therapeuten) thematisch zusammengefaßt und (als anschauliche Beispiele) ergänzt durch die Antworten der Teilnehmer.

Teilweise zeigen die Antworten der Patienten, daß thematische Sprünge durch Assoziationsketten der Teilnehmer in die Struktur des Gruppenthemas spontan aufgenommen werden müssen und können. Die thematische Vorplanung anhand von Einstiegsthemen entsprechend den Ausführungen in diesem Buch als Leitlinie für eine Gruppensitzung ist und bleibt daher ein Gerüst für die Durchführung der Gesprächsthemen und ist nicht als dogmatische Leitlinie für den Verlauf mißzuverstehen!

Empirischer Teil

Seit Mitte der 90er Jahre arbeite ich in geriatrischen Kliniken (zunächst in der Frührehabilitation „Groß Sand" (Hamburg Wilhelmsburg) später im Marienkrankenhaus, Geriatrie (Hamburg Hohenfelde)). Hier wie dort führte ich psychotherapeutische Gesprächsgruppen durch, sammelte Themen, die die Teilnehmer ansprachen, die von mir dazu spontan gestellten Fragen und einige der von den Patienten gegebenen Antworten und begann nach und nach mit einer thematischen Kategorisierung meiner Aufzeichnungen, die hier im Folgenden als anschauliche Beispiele und Anregung zur Nachahmung dokumentiert werden.

In einigen Fällen mag es dem Leser ein Kopfschütteln oder Stirnrunzeln verursachen, wenn er die Frage-Antwort-Kombinationen betrachtet. Gelegentlich scheint einiges nicht recht zusammen zu passen, die Fragen in der Formulierung recht grob auszufallen oder die Antworten inhaltlich etwas „dünn". Dennoch blieb ich bei der Entscheidung der wahrhaften Dokumentation, da sie einen Spiegel für die besondere Arbeit mit den älteren Patienten darstellt:

Denn die Gruppenteilnehmer nehmen erfahrungsgemäß häufig Gedankensprünge z.B. von Kranksein zum Alter vor, von krankheitsbedingten körperlichen Veränderungen zu verändertem Sozialverhalten oder zu Zukunftsängsten usw. Das bedeutet: Die Patienten stellen in ihren Gedanken in der Auseinandersetzung mit der Krankheit Zusammenhänge her, die von der theoretischen Betrachtungsweise her gesehen nicht zwangsläufig in Beziehung zueinander stehen.

Sehr spezifische, detaillierte Fragen von Therapeutenseite erweisen sich häufig als untauglich, da die älteren Menschen in ihrer Antwortfindung überfordert sind.

Daher legte die Durchsicht der Antworten der Patienten mir eine Klassifizierung der Themendokumentation – nicht sitzungsspezifisch – sondern bereichsspezifisch nahe, da sonst zu viele inhaltliche Überschneidungen aufgetreten wären.

Die Inhaltsbereiche (sog. „Themenkomplexe"), die Unterthemen (sog. „Einstiegsthemen") sowie die Antworten der Patienten werden im weiteren Text vorgestellt:

Inhaltliche Beschreibung der Themenbereiche

I. Themenkomplex: Umgang mit dem Selbst der Krankheit und dem Älterwerden

In diesem Themenfeld sind die Suche nach Persönlichkeitsvariablen, die das Krankheitserleben beeinflussen, Gedanken zum Älterwerden, Einblicke in das Selbstbild und der Umgang mit sich selbst zusammengefaßt. Dabei werden die Teilnehmer aufgefordert, ein Bild über sich selber zu entwerfen, sich mit ihrer Stimmungslage und der eigenen Lebensqualität nach dem Krankheitsereignis auseinanderzusetzen.

In unseren Reaktionen auf beliebige Lebenserfahrungen können wir uns selbst wiedererkennen:

Die Art, wie wir mit uns selbst umgehen, spielt auch in der Krankheitsverarbeitung eine entscheidende Rolle. Die Selbstbewertung beeinflußt das Maß, in dem Patienten unter den Folgen von Alter und Krankheit leiden.

Wie wir uns und unsere Umgebung im Alter erleben, hängt mit vielen verschiedenen Faktoren zusammen. Unsere körperliche Befindlichkeit sowie die Wohn- und soziale Situation sind entscheidende Umweltvariablen, die über das Maß des Wohlbefindens mit bestimmen.

Daneben erweisen sich jedoch vor allem innerpsychische Prozesse als ausschlaggebend für die eher positive oder eher negative Bewertung des eigenen Lebens (auch) im höheren Alter.

Denn der wichtigste Kommunikationspartner ist jeder für sich selbst. Die Art, wie wir Erfolge und Mißerfolge für uns kommentieren, was wir an uns wahrnehmen, schätzen oder verurteilen, ist Ausdruck unserer Selbsteinschätzung. Entsprechend dieser inneren Bewertung „reden" wir in Gedanken mit uns selber in Form eines inneren Dialogs, suchen bestimmte Situationen auf während wir andere Situationen meiden und entwickeln Überzeugungen über das, was uns „zusteht", was wir „verdient" haben oder was wir „nie erreichen" können.

Einige psychische Merkmale, die sich im Laufe des Lebens ausgeprägt haben, können im höheren Lebensalter besondere förderliche wie hemmende Bedeutung zur Bewältigung eines eingetretenes Krankheitsereignisses gewinnen:

Viele Menschen erleben sich als verändert durch eine körperliche Krise. Die häufig begleitende Einbuße an Beweglichkeit und Selbständigkeit führt bei vielen zu einer (spontanen) Abnahme an Selbstbewußtsein. Die Erkrankten trauen sich weniger zu als früher, befürchten (und erleben teilweise), von anderen weniger beachtet zu werden, neigen eher als bisher zu depressiven Verstimmungen und Ängsten, da sie erwarten, alles, was die Zukunft bringen kann, werde unangenehm, schrecklich und ausweglos sein.

In den Gruppensitzungen können die Teilnehmer stärker als zuvor mit ihren innerpsychischen Prozessen in Kontakt kommen. Durch den Vergleich mit den Erfahrungen der anderen, welche Bedeutung das Älterwerden hatte und hat, kann es gelingen, die eigene Sichtweise um verlorene positive Ansätze zu erweitern. Die Teilnehmer entdecken dabei teilweiseihre psychische Stärke wieder neu und können vielfach zusätzliche Perspektiven ihrer eigenen Befindlichkeit zulassen.

Die psychotherapeutische Gesprächsgruppe übernimmt in diesem Zusammenhang die Funktion, die Transparenz der innerpsychischen Prozesse zu erhöhen: Im Vergleich mit den anderen Teilnehmern nehmen viele ihre selbstbewertenden Gedanken deutlicher wahr und versuchen, weniger (ab-)wertende Alternativen für sich zu formulieren.

1. Einstiegsthema: Kranksein bedeutet Angst zu haben vor:...
Oder: „Mit dem Krankwerden war alles aus!"

Hintergrund und Ideen zur Einführung

Dieser häufig so oder ähnlich geäußerte Satz drückt die Erschütterung vieler Patienten über das Krankheitsereignis aus. Vielfach herrscht Ratlosigkeit über die Gestaltung des weiteren Alltags, da die bisherigen Bedingungen nicht aufrecht zu halten sind. Die Verunsicherung über die Zukunft geht häufig mit Befürchtungen einher, dem eigenen Urteil nicht mehr trauen zu können, der Willkür anderer ausgeliefert zu sein und bevormundet zu werden.

Viele Menschen erleben sich selbst, nachdem sie vom Arzt ihre medizinische Diagnose erfahren haben, als vollkommen verändert. Das Leben ist nicht mehr, wie es einmal war. Für viele beginnt ein unfreiwilliger neuer Lebensabschnitt. Die notwendigen Anpassungen an die krankheitsbedingten Umstände werden zunächst vor allem als Einschränkung und Verlust (z.B. von Selbständigkeit, Unabhängigkeit, Gesundheit) erlebt, so daß Gefühle von Trauer, Frustration, Resignation, Wut u.ä. ausgelöst werden können.

Die Patienten können in der Gesprächsgruppe die Erfahrung machen, daß die durch das Krankheitsereignis ausgelösten Ängste grundsätzlich berechtigt sind aber nicht uferlos zu werden brauchen.

Ängste, die (schwere) körperliche Krankheiten häufig auslösen, werden von vielen als Tabuthemen behandelt. Grund dafür ist wohl auch die abergläubische Überzeugung, die Wahrscheinlichkeit, daß befürchtete Konsequenzen allein durch das Ansprechen eintreten würden, würde sich erhöhen.

Tabuthemen anzusprechen schafft stattdessen Erleichterung und bietet vielen Menschen zum ersten Mal Gelegenheit, sich eine eigene Meinung zu bilden.

Die vordergründige Einstellung, daß *alles* durch die Krankheit furchtbar und unerträglich geworden sei, kann relativiert werden. Persönliche Stabilisatoren werden im Austausch mit anderen (wieder-)entdeckt, was nicht selten zum eigenen Erstaunen und Aufatmen führt.

Um den Weg aus der vermeintlich zwangsläufigen und vermeintlich endgültigen Einengung durch die Krankheit zu finden, kann das Gespräch in der Gruppe helfen, bisher unentdeckte Freiräume, Motivation und Perspektiven für ein Weiterleben für sich zu formulieren. Daneben können Veränderungen, die in Folge der Erkrankung in kauf genommen wurden (wie z.B. Introversion und Unterordnung), in Hinblick auf ihre Notwendigkeit neu überdacht werden.

In der Gruppe können die Patienten erfahren, das die anderen Teilnehmer es „aushalten", wenn Ängste formuliert werden und daß sie mit ihren Ängsten nicht allein stehen. So erfahren sie vielleicht zum ersten Mal, daß Ängste sich gerade dadurch aktiv reduzieren lassen, daß man sich mit ihnen beschäftigt und nicht weiter versucht, sie nicht wahrzunehmen.

Krankheit im höheren Lebensalter zieht bei vielen Menschen eine generalisierende Mut- und Antriebslosigkeit nach sich. Ein Gefühl, die Verantwortung und die Selbstbestimmung für das eigene Leben durch die Beschwerden entzogen zu bekommen, ausgeliefert, abhängig und hilflos zu sein, breitet sich aus.

Der Gedanke an den eigenen Tod rückt plötzlich näher.

Die Gruppe bietet Gelegenheit, die Ängste anzusprechen und im Austausch mit anderen teilweise zu relativieren.

Im Folgenden werden zu diesem Einstiegsthema beispielhaft formulierte Fragen und die dazu gegebenen Antworten der Patienten dokumentiert:

➤ **Worunter leiden Sie zur Zeit am meisten?** (Dazu Patienten: „Nicht aufräumen können." – „Im Rollstuhl gefesselt sein." – „Bevormundet werden durch andere." – „Alles Angenehme ist jetzt vorbei." –„Es ist ein Schock, aber auch Erstaunen. Das kann man nicht so leicht überwinden.")

➤ **Was ist das schlimmste an der Krankheit?** (Dazu Patienten: „Mein größtes Problem eingeschränkt zu sein durch die Krankheit." – „Ich kann meine Stärke nicht ausdrücken." – „Vor allem die Frage: Wie geht es weiter?" – „Die Krankheit dauert zu lange." –„Andere müßten mehr zuhören." – „Die Vereinsamung ist neben der Arbeitsunfähigkeit das schlimmste an der Krankheit: Mir fehlt die Kraft zu Kontakten, und außerdem wollen einen andere meist nur bevormunden."- „Ich habe keinen Glauben mehr, daher fällt es mir schwer, die Kraft zum Leben zu finden, und manchmal erschlägt mich die Flutwelle an Problemen, die ich alleine lösen muß." – „Ich war so emsig: immer noch im Büro geholfen!" — „Bis vor drei Jahren habe ich das Alter verdrängt. Es ist jetzt eine völlig neue Situation.")

➤ **Was haben Sie durch die Krankheit verloren?** (Dazu Patienten: „Bei allem Bemühen stellt sich ständig die Frage: Wozu eigentlich?" – „Man weiß nicht mehr, was man glauben soll." — „Ich muß gelassener werden, aber ich kann es nicht.". – „Ich kann nicht mehr laufen und Handarbeiten. Daher habe ich keine Freizeitfreuden mehr!" — „Wer nicht in meiner Haut steckt, kann es gar nicht beurteilen.")

➤ **Was macht es so schwer, die Krankheit zu akzeptieren?** (Dazu Patienten: „Im Sommer bin ich noch gereist. Plötzlich sackte das Bein weg. Da fragt man sich: Wie konnte das passieren?" — „Die Ungeduld quält einen. Jetzt, wo ich nicht mehr alles selber machen kann, muß ich Abstriche machen." – „Die anderen verstehen dich nicht." — „Ich muß da alleine durch. Mir kann keiner helfen. Ich will nicht darüber sprechen.")

➤ **Welches sind die am meisten belastenden Konsequenzen Ihrer Krankheit?** (Dazu Patienten: „Ich habe große Schwierigkeiten, das Krank-Sein zu akzeptieren." — „Es ist immer ein Gefühl da, etwas verbergen zu müssen." — „Viel schlimmer ist doch, die Krankheit nicht verbergen zu können." — „Ich fühle mich hilflos." — „Da ist die Angst vor dem weiteren Verfall." — „Am schlimmsten ist das Selbstmitleid." — „Manchmal kommt es mir vor, als handele es sich um meine verlorene Würde." — „Die Einsamkeit belastet mich." — „Von den anderen werden ständig Fortschritte erwartet. Das setzt mich unheimlich unter Druck." — „Daß es nie wieder wie früher wird." — „Man muß befürchten, nicht ernst genommen zu werden." — „Entscheidungen werden über den Kopf hinweg getroffen.")

➤ **Was macht Sie im Krankenhaus unzufrieden?** (Dazu Patienten: „Hier hat keiner Zeit zum Zuhören. Die Schwestern sind nett, haben aber keine Zeit; die Ärzte haben noch weniger Zeit. Mein Kopf ist voller Fragen, und es gibt keine Antworten." – „Absprache und Organisation mit dem Bettnachbarn ist schwierig; das schränkt mich ein." —„Unbefriedigend ist, daß es oft keine Termine gibt: Man kann sich auf nichts einstellen." – „Durch die vagen Aussagen der Ärzte habe ich die Sicherheit von früher verloren.")

> **Kann man im Krankenhaus gesund werden?** (Dazu Patienten: „Die Krankenhausatmosphäre hat mich niedergedrückt." – „Man wird doof angeguckt, wenn man nach dem Pflegepersonal klingelt, um sich zu waschen." — „Ich lasse mir jeden Abend die Klingel ans Bett geben. Ich habe Angst, dies einmal zu vergessen.")

> **Was hemmt Ihren Lebenswillen?** (Dazu Patienten: „Ich war viel unterwegs, hatte Abwechslung. Jetzt komme ich nicht mehr raus — muß mich damit abfinden." – „Andere verwehren meine restliche Freiheit oft durch Bevormundung!")

> **Haben Sie Angst, von anderen nicht mehr „für voll genommen" zu werden?** (Dazu Patienten: „Die Rollenveränderung vom Geben zum Nehmen war schwer." – „Ich muß jetzt mehr auf Leute zugehen." – „Ich bin nicht mehr so spontan-impulsiv." – „Kontakte nach außerhalb sind schwierig." — „Man muß befürchten, nicht ernst genommen zu werden." — „Entscheidungen werden über den Kopf hinweg getroffen.")

> **Haben Sie Angst vor dem eigenen Tod?** (Dazu Patienten: „Der Tod macht mir keine Angst. Es ist doch nur ein Übertritt in ein besseres Dasein." — „Es ist ein friedlicher Schlaf.")

> **Wann kommt die Angst in Ihnen hoch?** (Dazu Patienten: „Durch die Häufung meiner Krankheiten kommen neue Gedanken: Wie richte ich das ein? Wie kann es weitergehen? Das kannte ich früher nicht." — „Es war ein Schock. Diese Plötzlichkeit — da fragt man doch, wie sowas passieren kann. Das Macht Angst und unsicher.")

> **Wird die Zukunft gekennzeichnet sein von einem Leben mit der Angst?** (Dazu Patienten: „Die schlimmste Befürchtung wäre, hilflos liegen, gewindelt werden müssen!" – „Wenn ich allein bin, grübele ich schon." – „Angst habe ich trotzdem [vor dem nächsten Insult]: Ich möchte doch wieder arbeiten." — „Ich habe Verantwortung für andere." — „Ich habe Angst, den sog. Experten [Ärzten] ausgeliefert zu sein. Wem soll ich glauben?")

> *Welche Ängste löst die Krankheit in Ihnen aus?* (Dazu Patienten: „Nicht mehr alleine zurechtzukommen" — „Die Angst vor der Einsamkeit" – „Es ist nicht Angst allein; es ist mehr die Angst vor Verzweiflung" – „Ins Heim zu müssen.")

> *Welche Befürchtungen haben Sie gegenüber der Krankheit?* (Dazu Patienten: „Alles hat mit Verlust zu tun: Zu spät kommen oder, wenn man zu schnell sein will, wieder zu fallen. Man kann nicht mehr so auf die Pauke hauen.")

> *Was macht Ihnen Angst?* (Dazu Patienten: „Allgemein die Angst, nicht mehr zu können." — „Mit dem Sturz kam die Angst." — „Es ist die Angst, schwach zu sein." — „Die Angst, nicht mehr für sich sorgen zu können." — „Die Frage, ob ich irgendwann ins Heim muß. Ich müßte mein intimes Umfeld aufgeben.")

> *Wie schaffen Sie es, auch mit der Krankheit Sie selbst zu sein?* (Dazu Patienten: „Ich fange die Ängste beizeiten auf." — „Ich lasse die Ängste sich nicht ausbreiten." — „Neulich hat mich eine Rundfunksendung sehr erfreut. Seitdem weiß ich wieder, wie wichtig kleine Freuden sind.")

> *Wie reden Sie in Selbstkommentaren mit sich selbst?* (Dazu Patienten: „Wer Selbstgespräche führt, hat liegende Gelder." — „Es sind bei mir eher Ermahnungen als Kommentare. — „Ich lobe mich bei ungeliebter Arbeit aber auch bei gelungener Arbeit." – „Von selbst wird nichts!" — „Ich muß kämpfen!" — „Ich bin gutgläubig!" — „Ich habe das nicht verdient!" — „Ich kann niemanden verantwortlich machen!" — „Irgendwie geht es immer weiter!")

> *Was hat Ihnen persönlich geholfen, die Krankheit zu akzeptieren?* (Dazu Patienten: „Man muß sich selbst aufrichten." – „Du mußt es hinnehmen. Was willst du machen? Es muß nicht wiederkommen.")

> *Welche <u>Vorteile</u> sehen Sie in Ihrem jetzigen Zustand?* (Dazu Patienten „Ich befinde mich in einer absolut adäquaten Behandlung." — „Man kann sich hier wohlfühlen." — „Nicht arbeiten zu müssen, ist sicher ein Vorteil." — „Ich habe keinen Zeitdruck mehr." — „Es ist nicht nötig, alles auf einmal zu machen." — „Vielleicht kann ich jetzt endlich mal etwas zu Ende machen." — „Ich kann plötzlich Dinge liegen lassen.")

2. Einstiegsthema: Auswege aus der Depression oder: Wie schaffe ich es, aus dem „Loch zu kriechen"?

Hintergrund und Ideen zur Einführung

Die Erfahrung, ernsthaft erkrankt zu sein und eventuell nie wieder „wie früher" leben zu können, löst bei vielen Menschen eine depressive Reaktion aus, das Selbstvertrauen schwindet.

In der Gesprächsgruppe können die Teilnehmer die Quellen für die Entstehung depressiver Gedanken zu entdecken, sich in einem wohlwollenden sozialen Raum neu erproben, austauschen und Pläne schmieden, wie es gelingen könnte, sich psychisch zu stabilisieren.

Dazu gehört es auch, die Beziehung zwischen depressiven Gefühlen und (verdecktem) Ärger zu erkennen: Oft verbirgt sich hinter depressiven Symptomen aufgestaute Wut, deren Ausdruck sich viele — und gerade ältere – Menschen verbieten.

Im Folgenden werden zu diesem Einstiegsthema beispielhaft formulierte Fragen und die dazu gegebenen Antworten der Patienten dokumentiert:

➢ **Wann und wodurch neigen Sie zu Depressionen?** (Dazu Patienten: „Bei den körperlichen Beschwerden ist es kein Wunder." – „Statt zu streiten, neige ich dazu, über die Zukunft nachzudenken." – „Ich bin nachtragend." – „Generalisierende Gedanken sind der Hauptgrund." — „Morgens ist es am schlimmsten." — „Grübeln in Warte- bzw. Leerlaufzeiten" — „Wenn es anderen schlecht geht." — „Bei körperlicher Schwäche.")

➢ **Wodurch treten Gefühle des Ausgeliefertseins auf?** (Dazu Patienten: „Ich muß immer tapfer sein!" – „Ich muß immer da sein!" — „Ich muß immer am Ball sein!" — „Ich muß immer arbeiten!")

➢ **Was macht Sie hilflos?** (Dazu Patienten: „Besonders betroffen gemacht hat mich die Krankengeschichte meiner Frau. Ich fühle mich hilflos und habe furchtbare Ängste durchgemacht.")

➢ **Unter welchen Bedingungen fühlen Sie sich schwach?** (Dazu Patienten: „Wenn ich nicht ausreichend geschlafen habe." — „Es hängt von der Witterung ab." — „Es kommt darauf

an, ob ich Programm habe oder nicht." — „Kränkungen belasten." — „Ärger kann aber auch eine Triebfeder sein.")

> **Wodurch entsteht Selbstmitleid?** (Dazu Patienten: „Plötz-
lich sackte das Bein weg. Da fragt man sich: Wie kann das passieren? Es war ein Schock!" — „Ich bin dann neidisch." — „Mir
wird bewußt, daß ich nicht hantieren kann." — „Ich bin hoff-
nungslos, wenn kein Fortschritt sichtbar ist." — „Ich muß wei-
nen über die empfundene Ohnmacht." -„Besonders schlimm ist
es, bei einer Fehleinschätzung der Fähigkeiten von anderen. —
„Manchmal sage ich zu mir selbst: 'Ich bin ein Krüppel!')

> **Wie überwinden Sie die Hürden?** (Dazu Patienten: „Es
soll so werden wie früher." — „Ich will wieder selbständig werden." — „Ich will viel unter Freunden sein." — „Auf alle Fälle so
schnell wie möglich 'raus." – „Ich möchte geduldiger werden."
— „Man muß sich selbst Anweisungen geben." — „Vielleicht
noch bewußter leben." – „Ich will mir ein Vorbild nehmen an
meiner älteren Freundin." — „Ich muß versuchen, die eigene
Angst zu bekämpfen und zu überwinden." — „Man muß es immer wieder neu versuchen." — „Ich muß auf die anderen zugehen.")

> **Gibt es _positive Aspekte_ und neue Erfahrungen seit
dem Krankheitsereignis?** (Dazu Patienten: „Durch die
Krankheit habe ich eine Auszeit — Zeit zum Nachdenken!" —
„Ich habe es verdient, daß man mir jetzt hilft. Ich genieße es!" —
„Die Kriegszeiten waren schlimm — nicht die Krankheit jetzt." -
„Ich habe seit der Erkrankung weniger Kontakte — dafür aber
bessere!" — „Ich habe eine Freundin, mit der ich das gleiche
Schicksal teile. Unser Kontakt ist sehr innig geworden. Wir te-
lephonieren fast täglich." — „Die Krankheit hat nicht nur Unan-
genehmes mit sich gebracht, sondern verschaffte mir auch Ein-
kehr und Besinnung." — „Ich habe jetzt ganz neue Pläne, was in
der Zukunft passieren soll." — „Diese Zwangspause durch die
Krankheit hat mir Gelegenheit gegeben, mir über meinen Le-
bensrhythmus Gedanken zu machen." — „Seitdem ich behindert bin und im Rollstuhl sitze, ist die Umwelt sehr liebevoll und hilfreich." — „Ich sagte mir, daß es klug ist, 'ja' zu sagen zum Schicksal und das Positive zu sehen." — „Ich ziehe um
nach Stade — ins Pflegeheim, in die Nähe des Hauses meiner

Schwester. Wir verstehen uns gut, aber ich muß mich von meiner Wohnung in Hamburg verabschieden, von all den persönlichen Dingen.")

> *Was ist förderlich für ein angstfreies Erleben?* (Dazu Patienten: „Auf kleine Fortschritte achten, hilft gegen die Angst." – „Man darf die Hoffnung nicht aufgeben." – „73 Jahre meines Lebens waren schön! Davon zehre ich noch." - „Selbstbestimmt." – „Abwägen." – „Abwarten." – „Planvoll." – „Ehrlich zu sich selbst sein. – „Abstriche machen." — „Aktiv sein." – „Konsequent Wort halten." – „Ich lege viele Puzzle. Das hilft wirklich." — „Ich lenke mich ab mit Rätseln, habe ich früher schon gerne getan.")

> *Was unternehmen Sie gegen trübe Gedanken?* (Dazu Patienten: „Ich gehe oft auf den Markt. Das macht gute Laune." — „Man muß viel unter Leute gehen. Das hilft gegen die Einsamkeit." — „Ich mache mir immer einen Tagesplan, was ich so machen will. Erst ab halb drei genehmige ich mir dann meinen Feierabend." — „Man muß sich die Spontaneität erhalten.")

> *Was hat Ihnen bisher am meisten geholfen?* (Dazu Patienten: „Es ist eine Frage, wie lange es [Genesungsprozeß] dauert."- „Satt sich zu trösten, hilft nur Gleichgültigkeit: nichts fühlen bedeutet nicht leiden." – „Es hilft, sich kleine, erreichbare Ziele zu setzen — keine großen Ziele".)

> *Wovor haben Sie jetzt keine Angst mehr?* (Dazu Patienten: „Ich habe früher viel Angst gehabt — jetzt mit dem Älterwerden, nach allem, was ich erlebt habe, nicht mehr!")

> *Was macht Sie wütend?* (Dazu Patienten: „Ich werde auf Marcumar eingestellt. Das fesselt mich mit all den Kontrollen an den Arzt. Das ist ärgerlich.")

> *Was finden Sie geradezu unerträglich?* (Dazu Patienten: „Ratschläge von Menschen zu bekommen, die meinen, alles besser zu wissen." — „Neid zu spüren durch Fragen, was man alles erlebt hat.")

> *Gibt es hilfreiche Gedanken gegen das Grübeln?* (Dazu Patienten: „Günstig sind ablenkende Beschäftigungen wie stricken, lesen, schreiben oder einfach aufstehen." — „Wenn man sich gegenseitig zum Lachen bringt." — „Unangenehmes muß man einfach ganz schnell abschütteln." — „Man muß auch mal

ordentlich seine Meinung sagen. Es gibt Menschen, die finde ich unausstehlich, die immer nur sich selber sehen!" – „Mir hilft ein fester Tagesablauf." -„Am besten ist es, wenn man was um die Ohren hat." – „Wenn man sich mit anderen unterhalten kann.")

> *Welche Gegenmittel gegen übermächtiges Selbstmitleid haben sich im Alltag bewährt?* (Dazu Patienten: „Tagesform ist entscheidend!" — „Puzzeln zur Ablenkung hilft gegen Grübeln." — „Ich räume die Wohnung auf." — „Man muß sich erst 'mal drei Tage Zeit nehmen und abwarten." — „Ein warmes Bad tut immer gut." — „Fernsehen." —„Schaufensterbummel" — „Sich schön anziehen und Kaffeetrinken gehen." — „Sich selber eine positive Prognose geben." — „Den Humor behalten." — „Erfolg sehen in kleinen Schritten." — „Meine Katze kraulen." — „Einfach den Alltagspflichten nachgehen." —„Laut fluchen." — „Wenn es geht, jemanden um Hilfe bitten." — „Es gleicht sich aus: Früher habe ich die Hilfe meiner Mutter angenommen. Heute kann ich anderen Hilfe geben — wenn auch nur mit Geld." — „Wenn ich ins tiefe Loch falle, versuche ich, mich selbst am Kragen zu packen und aus dem Sumpf zu ziehen.")

> *Wie können Sie selbst aufkeimende Angst senken?* (Dazu Patienten: „Gegenfrage: Lasse ich die Ängste an mich ran?" — „Ich fange das beizeiten auf, ich lasse die Ängste sich nicht ausbreiten." —„Wenn ich mich freuen kann, bin ich über den Berg." — „Man muß sehen, was einen interessiert, was noch geht." – „Angst ist ungleich Unbehagen!" — „Angst ist nicht gleich Sorge wie zum Beispiel um die Zukunft des Enkels oder die gesellschaftliche Entwicklung. Sorgen lösen viel stärker ein Gefühl der Ohnmacht aus." — „Aus der Verzweiflung wächst wieder Hoffnung." — „Ich lenke mich aktiv gedanklich ab." — „Ich versuche, das beste daraus zu machen." — „Mein eiserner Wille hilft mir." — „Man muß Vertrauen haben." — „Einfach abwarten." — „Man muß sich rechtzeitig Gedanken darüber machen, was einem im dritten Lebensabschnitt bevor steht bzw. was auf einen zukommen kann.")

3. Einstiegsthema: Ansprüche an sich selbst oder: Was verlange ich von mir selbst?

Hintergrund und Ideen zur Einführung

In unserer Gesellschaft verankert sich tendenziell ein Menschenbild, das geprägt ist von Autonomiestreben, Ehrgeiz und Leistungsdenken.

Die Vorstellung, im höheren Lebensalter nicht mehr mit allen Anforderungen des Alltags allein zurecht zu kommen, erfüllt viele bei dem bloßen Gedanken mit Schrecken — aus Furcht, ihre Selbstbestimmung zu verlieren.

Ältere Patienten neigen oft dazu, die Hilflosigkeit durch die Krankheitssymptome zu generalisieren, so daß sie äußern, „gar nichts mehr" zu können. Im Gruppengespräch wird es möglich zu formulieren, von welchen Faktoren bei dem Einzelnen das Gefühl der Selbstbestimmung abhängt, inwieweit die Ansprüche an sich selbst die innere Zufriedenheit mitbestimmen und in welcher Form Veränderungen im Vergleich zu der Zeit vor dem Krankheitsereignis zugelassen werden können. Dabei kann versucht werden, erhaltene Fähigkeiten und Stärken ins Bewußtsein der Patienten zu rücken und damit die (Selbst-)Wertmaßstäbe in Richtung auf mehr Selbstachtung zu verschieben.

Im Folgenden werden zu diesem Einstiegsthema beispielhaft formulierte Fragen und die dazu gegebenen Antworten der Patienten dokumentiert:

> ➤ **Welche Rolle spielt Ehrgeiz in Ihrem Leben?** (Dazu Patienten: „Eine sehr große. Das merke ich jetzt. Ich habe den Eindruck, daß man auf das dritte Drittel des Lebens daher zu schlecht vorbereitet wurde.")

> ➤ **Was ist das Schlimmste am Älter-Werden?** (Dazu Patienten: „Wenn man allein ist im Alter, ist es schwer, Rückrat zu bewahren. Man kann sich nicht mehr gerade machen wie in der Jugend. Dann weint man, die Nerven gehen Einem durch. Und dann ist man selbst unten durch." — „Das Gebrechlich-Sein hatte ich mir nicht so schlimm vorgestellt.")

➤ *Was bedeutet es, älter zu werden?* (Dazu Patienten: „Man muß nach und nach auf mehr und mehr verzichten." — „Man kann sich nicht mehr so bewegen, wie man es gewohnt war.")

➤ *„Was ich mache, mache ich ganz!" Trifft das auf Sie zu?* (Dazu Patienten: „Ganz im Gegenteil. Das Alter verlangt Kompromisse, weil man nicht mehr alles allein machen kann, sondern sich unterordnen muß!")

➤ *Welche Nachteile sehen Sie in der Unselbständigkeit?* (Dazu Patienten: „Früher war alles besser: Alte Menschen lebten in der Großfamilie und wurden integriert. Jüngere Menschen waren älteren gegenüber aufmerksamer!")

➤ *Krank werden/Älter werden: Gibt es Gemeinsamkeiten?* (Dazu Patienten „Man verliert viel an Freude." – „Ich kann nicht mehr in Urlaub fahren und nie wieder reiten." – „Ich kann nicht mehr tanzen. Ich war bekannt, einen ganzen Tisch in Bewegung zu halten!" — „Ich bin zur Passivität gezwungen. Das entspricht nicht meinem Naturell." — „Man wird nur *darauf* [Hemiparese] angesprochen." — „Ich fühle mich selbst hilflos, wenn ich Kranken [speziell Rollstuhlfahrern oder Sterbenden] begegne!"— „Wenn man keinen Partner mehr hat, ist alles schlimmer. Aber insgesamt bin ich ganz zufrieden mit dem geregelten Zusammenleben mit meiner Tochter: Der Tagesablauf verläuft stereotyp bis hin zum abendlichen Lesen nach dem Essen." — „Man kann sich nicht mehr so bewegen, wie man es gewohnt war.")

➤ *„Ich soll in meinem Alter nicht so hohe Erwartungen haben." Kommt Ihnen der Satz bekannt vor?* (Dazu Patienten: „Im Alter wird man abgeschoben." — „Im Alter wird man empfindlicher gegenüber Kränkungen. Ich kann es nicht hören, wenn man nur noch als 'Oma' angesprochen wird.")

➤ *Was macht es so schwer, mit den Einschränkungen fertig werden?* (Dazu Patienten: „Man muß zur Krankenkasse gehen und sagen: 'Nein, ich kann gar nichts!' Das ist erniedrigend für einen älteren Menschen.")

II. Themenkomplex: Krankheit und Körpergefühl

Thematisiert werden hierbei Gefühle dem Körper gegenüber, der Umgang mit dem Körper sowie das Verhältnis zum Körper vor und nach dem Krankheitsereignis.

Es ist nicht selbstverständlich, zu dem eigenen Körper (in gesunden Tagen) ein bewußtes Verhältnis aufzubauen.

Viele Patienten ignorierten die Signale ihres Körpers, solange er „funktionierte". Erst durch die Defizite und Beschwerden nehmen sie ihn (unangenehm) wahr.

Daher ist es für viele schwer, den Körper mit Attributen zu belegen, die ihn in seiner Erscheinung und der persönlichen Wahrnehmung beschreiben.

Die meisten (sportlich nicht aktiven) Menschen erleben ihren Körper im alltäglichen Leben eher am Rande als Funktionsträger für die zu erfüllenden Pflichten. Solange alle Organe und Körperteile in gewohnter Weise arbeiten, gibt es scheinbar keinen Anlaß, sich ihnen liebevoll zuzuwenden.

Bei auftretenden Funktionseinbußen, Miß- oder Schmerzempfindungen wird vielen Menschen erst das Vorhandensein ihres Körpers bewußt — allerdings mit negativem Vorzeichen. Gefühle von Zorn, Trauer und Enttäuschung werden geweckt, da der nicht voll einsetzbare Körper als hinderlich, störend und häufig auch als häßlich wahrgenommen wird.

Die Gruppengespräche können dabei helfen, den Körper differenzierter als bisher wahrzunehmen. Statt der im Mittelpunkt des Interesses stehenden Dysfunktionen in Folge der Krankheit können Patienten lernen, auch die gesunden Regionen und Funktionen in ihre Beobachtung einzubeziehen. Darüberhinaus kann die Aufmerksamkeit stärker gelenkt werden auf körperliches Wohlbefinden und in der Gruppe erarbeitet werden, wie auftretende körperliche Mißempfindungen gelindert werden können.

Die Gesprächsgruppe bietet Gelegenheit, sich über die Beziehung zum eigenen Körper klar zu werden und mit dem Körper in Kontakt zu treten.

Darüber hinaus bietet dieser Themenkomplex Raum für die Frage, inwieweit das Körpergefühl durch den Prozeß des Alterns beeinflußt wird. Der Zusammenhang zwischen Körperwahrnehmung, Erscheinungsbild und Selbstbild wird hierbei vertieft.

Zum Beispiel in der Auswahl unserer Kleidung und der Zuordnung der Attribute, die unsere Kleidung haben sollen, „erzählen" wir viel über unser Körpergefühl und Selbstbild. Die Rolle von Ästhetik und Nutzen geben Einblick in die Definition der eigenen Person und ihre Werteorientierung.

Sich selbst in dieser Hinsicht besser kennen zu lernen und Wahlmöglichkeiten zu entdecken, kann das Ergebnis des Gruppengesprächs sein.

1. Einstiegsthema: Gefühle dem Körper gegenüber

Hintergrund und Ideen zur Einführung

Statt weg zu gucken, erleben die Patienten in der Gruppe die Möglichkeit, angstfrei über ihre Beziehung zu ihrem Körper nachzudenken. Gelähmte, schmerzende oder gar amputierte Körperteile ziehen viel Aufmerksamkeit auf sich. Dennoch besteht bei vielen Patienten eine ausgeprägte Scheu, über ihr Körpererleben zu sprechen.

Der Austausch in der Gruppe bietet die Möglichkeit zu der Erfahrung, nicht allein mit den Sorgen und Veränderungen zu stehen und statt befürchtetem Entsetzen bei den anderen Teilnehmern mitfühlendes Verstehen zu ernten.

In engem Zusammenhang hiermit steht die Frage, ob es hilfreich ist zu versuchen, sich vor neuer Krankheit zu schützen. Die Idee, daß jeder Patient nach dem Krankheitsereignis alles dafür tun würde, eine Wiederholung auszuschließen, entspricht nicht meiner Erfahrung. Während der Eine über Risikofaktoren nachdenkt, um diese zukünftig möglichst zu minimieren, fühlt der Andere sich allein durch diese Form der Überlegung eingeengt bis stigmatisiert.

In der Gruppe können die Teilnehmer sich über ihre eigenen Mechanismen bewußt werden und ihre Selbstwahrnehmung schulen.

Im Folgenden werden zu diesem Einstiegsthema beispielhaft formulierte Fragen und die dazu gegebenen Antworten der Patienten dokumentiert:

➢ **Haben Sie seit der Krankheit häufig negative Gefühle und Gedanken dem Körper gegenüber?** (Dazu Patienten: „Du hast mich im Stich gelassen!" — „Du hast dich wie ein schlechter Freund benommen!"— „Ich frage mich oft, ob ich an der Krankheit Schuld bin." — „Warum gerade ich? Andere saufen und saufen, und es passiert nichts!" — „Vor allem war ich geschockt und verzweifelt." — „Ich muß gelassener werden, aber ich kann es nicht." — „Es gab überhaupt keine Vorboten. Die Krankheit kam ganz plötzlich. Nun habe ich Angst: Kommt es wieder?" — „Es ist alles zusammengebrochen. Nichts ist mehr wie früher Ich fühl' mich hilflos.")

➢ **Welche negativen Gefühle löst das Patient-Sein aus?** (Dazu Patienten: „Dieses: Auf einmal bist du Patient, ist schlimm — besonders die Schmerzen." — „Die Selbständigkeit zu verlieren, nimmt den Halt."— „Es ist schwer, sich nicht unterkriegen zu lassen".)

➢ **Kommt Ihnen die Krankheit wie eine „Strafe" vor?** (Dazu Patienten: „Die Krankheit ist wie eine Strafe, wie ein Nackenschlag." — „Ich denke daran, wie es weitergeht. Das ist die Angst."— „Ja, der Schock ist groß!" —„Es ist wie ein Hammerschlag nach dem anderen." — „Die Einsamkeit ist das schlimmste." — „Es gibt niemanden, der einen versteht.")

➢ **Was können Sie verändern, um aufkeimende Bestrafungsgefühle, die durch die Krankheit ausgelöst werden können, abzubauen?** (Dazu Patienten: „Jetzt stehe ich zum ersten Mal im Mittelpunkt." — „Früher habe ich mich um andere gekümmert." —„Es ist schon überraschend festzustellen: Der Lebenswille ist trotz allem da.")

➢ **Haben Sie manchmal Schuldgefühle gegenüber dem Körper?** (Dazu Patienten: „Mein Körper war nie ein Problem." — „Ich habe mir doch nichts zu Schulden kommen lassen" — „Die Frage, warum gerade ich, habe ich nie gestellt. Es hätte jeden treffen können." — „Der Körper braucht mehr Aufmerksamkeit. Ich achte mehr auf Überforderung.")

> *Wie bewerten Sie Ihren Körper selbst?* (Dazu Patienten: „Ich bin ein Krüppel." — „Keiner kann mir helfen." — „Ich bete, daß es weg geht." – „Ich bin zur Zeit böse mit meinem Körper, weil er nicht so mitmacht, wie ich will!")

> *Inwieweit sind Sie heute mit Ihrem Körper „im Reinen"?* (Dazu Patienten: „Ich habe eine Krankheit, die unheilbar ist. Ich sage mir, daß es klug ist, zum Schicksal ‚ja' zu sagen und das Positive zu sehen." — „Das Leben hat mich nicht krank gemacht. Ich habe es [das Krankheitsereignis] mit Gleichmut genommen.")

> *Wie schaffen Sie es, daß die körperlichen Beschwerden eher erträglich erscheinen?* (Dazu Patienten: „Es wird erträglicher durch Humor und Hilfe der Familie." — „Man braucht Ablenkung und darf die Beschwerden nicht so wichtig nehmen." — „Die Zuwendung, die ich bekomme, hilft.")

2. *Einstiegsthema: Rolle des Körpers vor und nach dem Krankheitsereignis*

Hintergrund und Ideen zur Einführung

Im Gruppengespräch führen die Patienten z. T. zum ersten mal in ihrem Leben (bewußt) ein „Gespräch" mit ihrem Körper. Sie stellen fest, daß sie in einem Dialog mit ihm stehen — in gesunden Tagen, wie auch jetzt. Häufig erkennen sie nachträglich, daß der Körper ihnen etwas mit seinen Signalen „zu sagen" hat und wissen ihre „Antwort" dazu, die teils noch im Unreinen, teils aber auch recht versöhnlich mit dem Zustand ausfällt.

Im Folgenden werden zu diesem Einstiegsthema beispielhaft formulierte Fragen und die dazu gegebenen Antworten der Patienten dokumentiert:

> *Welche Rolle spielte Ihr Körper vor der Krankheit?* (Dazu Patienten: „Bei mir ist fast alles wieder wie früher. Das Bißchen, was mir jetzt noch fehlt, werde ich ja wohl schaffen, oder?")

> *Können Sie so etwas wie eine „bittere Botschaft" des Körpers in dem Krankheitsereignis erkennen?* (Dazu

Patienten: „Du hast dich früher nicht um mich gekümmert!" –
„Im Alter macht der Körper einem nur noch Kummer.")

> *Gibt es eine weise Botschaft des Körpers?* (Dazu Patien-
  ten: „Ich mußte so harte Maßnahmen [Krankheit] ergreifen, um
  von dir gehört und beachtet zu werden!" — „Ich verstehe das
  Signal des Körpers, daß ich jetzt mal langsamer leben muß. Bei
  mir mußte immer alles schnell gehen, immer gab es Streß." –
  „Jetzt habe ich eine Auszeit — Zeit zum Nachdenken." — „Er
  setzt mir Grenzen. Das ist ganz klar. Aber ich muß versuchen,
  die verbleibenden Freiräume zu nutzen." — „Ich habe meinen
  Körper wohl zu sehr strapaziert.")

> *Welche Botschaft möchten Sie gerne jetzt an Ihren
  Körper senden?* (Dazu Patienten: „Ich habe dir verziehen —
  also fast." — „Ich fange an, dich anzuschauen — wie du jetzt
  bist." — „Die Krankheit nicht zu sehen, geht nicht. Aber man
  muß lauter sein!")

> *Unter welchen körperlichen Einschränkungen leiden
  Sie am meisten?* (Dazu Patienten: „Ich empfinde Ohnmacht,
  daß ich morgens nicht raus komme." — „Manchmal überkommt
  mich die Wut!" — „Ich stürzte von heute auf morgen in ein tie-
  fes Tal." — „So ein Riesenkerl wie ich muß sich auf's Klo helfen
  lassen.")

> *Was versuchen Sie von Ihren Körpersignalen heute zu
  lernen?* (Dazu Patienten: „Ich will das Leben wieder so aufnehmen, wie es war." — „Ich sage immer: 'Das mußt du auch
  schaffen!" — „Ich will mich weniger stressen — mehr genießen."
  — „Wie's kommt, so kommt es.")

> *Hören Sie jetzt stärker auf die Signale Ihres Körpers?*

> *Wie haben Sie sich früher um Ihren Körper geküm-
  mert?*

> *Wie haben Sie früher Ihren Körper gepflegt, wenn Sie
  mal krank waren?*

3. Einstiegsthema: Für das eigene Wohlbefinden sorgen

Hintergrund und Ideen zur Einführung

Nach einem Krankheitsereignis ist es besonders wichtig, die guten Kräfte in sich zu betonen und sich regelmäßig angenehme Zeiten zu verschaffen. Leider ist die Erfahrung in der Praxis jedoch so, daß Patienten mit dem Tag des Krankheitsereignisses, ihr Bemühen, für sich selber gut zu sorgen, vernachlässigen. Als Begründung für dieses Verhalten wird oft genannt, keine Kraft dafür zu haben. Im Gruppengespräch lernen viele wieder neu kennen, daß die begrenzte Kraft gerade dadurch geweckt und ausgebaut werden kann, daß es nicht nur Pflicht-Erfüllen und Sich-Anstrengen gibt, sondern jeder Tag auch angenehme Seiten hat und haben darf.

Viele Patienten haben die Beschäftigung mit ihrem Äußeren längst aufgegeben — so, als stehe es einem mit einem gewissen Alter nicht mehr zu, sich „schön" zu finden! zu machen. Das Älterwerden und die Krankheitsbeschwerden haben eher die Wirkung, entweder gar nicht mehr in den Spiegel zusehen oder sich selbst mit abwertenden Bemerkungen zu beschreiben.

In der Gruppe lernen die Patienten eine positive Betrachtung ihres Äußeren wieder zu entdecken.

Sie können sich mit der engen Verquickung von Körperakzeptanz und Selbstachtung auseinandersetzen.

Wie schwierig dieses Thema für die Teilnehmer ist, zeigen viele Antworten der Patienten. Anstelle auf die Frage einzugehen, was ihnen an sich gefalle, werden größtenteils spontan Negativantworten formuliert. Die Gruppensitzung dient in diesem Falle nicht zuletzt als Schauplatz für die Teilnehmer, ihre negativen Gefühle zu äußern, ohne in diesen „unerwünschten" Äußerungen gebremst oder kritisiert zu werden.

Für die Generation geriatrischer Patienten ist die Vorstellung, sich Gedanken über eine genußreiche Gestaltung ihrer Freizeit zu machen, eher befremdend. Das Leben war für die meisten angefüllt mit der Bewältigung von Pflichten. Für Erholung und Wohlbefinden blieb kaum Zeit. Sich damit zu beschäftigen, hat darüberhinaus den Beiklang von Faulheit, Selbstgefälligkeit und Bequemlichkeit.

In der Gesprächsgruppe können die Teilnehmer sich mit diesem ungewohnten Feld angstfrei und z.T. verblüfft oder gar amüsiert widmen in der erleichternden Erkenntnis, daß es nicht nur „erlaubt" ist, Freizeit zu haben, sondern sogar — angesichts schwerere körperlicher Krankheit einen hohen Wert im Rahmen der Rehabilitation hat, Genuß und Wohlbefinden aktiv zu fördern.

Um die eigene Wahrnehmung für angenehme Dinge zu schulen, ist es wichtig, alle fünf Sinne anzuregen: z. B. schöne Bilder in sich aufzunehmen, ausdrucksvolle Düfte bewußt einzuatmen, klangvoller Musik aufmerksam zuzuhören, schmackhafte Speisen bewußt zu genießen, angenehme Stoffe bewußt auf dem Körper zu spüren,...

Der Weg zurück zu angenehmen Empfindungen und Erfahrungen kann durch die Aufmerksamkeitszuwendung zu einer Verstärkung der erhalten gebliebenen Sinneswahrnehmungen geebnet werden. Gerade Empfindungen auf der Haut, riechen und schmecken gehören zu stark vernachlässigten Wahrnehmungen, die andererseits, wenn wir sie uns bewußt machen, zu einer erheblichen Steigerung des Wohlbefindens führen können.

Die Krankheit hinterläßt bei vielen Patienten den Eindruck, „nichts mehr zu lachen zu haben". Daß der Wunsch und die Fähigkeit, sich zu amüsieren, jedoch unabhängig von der Krankheit vorhanden sind und der Seele spürbar gut tun, entdecken viele im Laufe der Sitzung erstaunt wieder.

Die Möglichkeit, durch Humor in eine andere innere Welt zu schlüpfen, kann den Betroffenen eine Form der Freiheit eröffnen, die sie zuvor nicht mehr gesehen haben.

Das Spiel mit den Möglichkeiten der Komik kann Zugang zu ungenutzten Möglichkeiten der Gegenwart verschaffen.

Einige entdecken nach der ersten Phase der inneren Erschütterung, daß der Humor zu ihnen zurückkehrt, und es ihnen gut tut, mit Menschen zu lachen.

Ziel ist es somit, die Teilnehmer auf die heilsame Wirkung des Lachens aufmerksam zu machen, eigene Erfahrungen auszutauschen und sich erfolgreiche Vorbilder in Erinnerung zu rufen von anderen Menschen, die schwierige Lebenskrisen gemeistert haben.

Im Folgenden werden zu diesem Einstiegsthema beispielhaft formulierte Fragen und die dazu gegebenen Antworten der Patienten dokumentiert:

➢ **Was brauchen Sie, um sich in „Ihrer Haut" wohl zu fühlen?** (Dazu Patienten: „Schlaf." – „Bequeme Kleidung." – „Äußerlich makellos sein." – „Bad." – „Berührungen." – „bewußt Düfte riechen." – „Gymnastik." – „Spaziergang." – „Ich höre besser in mich hinein. Früher habe ich nie auf Körpersignale geachtet." – „Durch Selbstbestimmung." — „Freiheit." — „Sich Egoismus leisten können." — „Sich in der Familie eingebunden fühlen." — „Wenn ich das Gefühl habe, den Kindern durch meine Lebenserfahrung etwas geben zu können, obwohl die schon lange erwachsen sind!")

➢ **Worauf achten Sie heute mehr?:** (Dazu Patienten: „Kraft sparen z.B. durch Vordenken." – „Sich nicht überfordern." – „Sich Zeit nehmen." – „Mehr Ruhepausen." – „Längere Nachtruhe.")

➢ **Was brauchen Sie, um zufrieden zu sein?** (Dazu Patienten: „Soziale Kontakte." – „Grenzen." – „Sagen, was man denkt — nicht alles in sich hineinfressen." – „Gemütliche Umgebung.")

➢ **Woran und worauf freuen Sie sich?** Oder: **Was bedeutet „Zuhausegefühl" bedeutet für Sie?** (Dazu Patienten: „Telephonate sind für mich unheimlich wichtig." — „Ich werde wieder einkaufen gehen. Jetzt nehme ich einfach einen Rucksack mit, damit ich die Hände frei habe." — „Ich werde meine Leben wieder selbst organisieren: Einkaufen kann ich über Otto-Versand, Essen kriege ich vom Schlachter geliefert. Und dann kommt ein Pflegedienst, und ich bekomme eine Haushaltshilfe. – „Alles nach meinem Geschmack." — „Schuhe ausziehen." — „Sich gehen lassen." — „Kaffee." — „Musik." — „Gespräch.")

➢ **Wie erreichen Sie es, (wieder) zufrieden zu werden?** (Dazu Patienten: „Angst ist eine negative Kraft. Um positive Kraft zu entwickeln, möchte ich Ihnen empfehlen, die Hände zu falten und zu beten: Der Glaube ist unsere stärkste positive Kraft!". — „Tränen und Angst sind noch da, aber den Lebenswillen habe ich nicht verloren!" — „In mir ist noch Lebendigkeit." — „Wichtig ist geistige Betätigung." — "Besuch der Nichten." — „Erinnerung an Reisen." — „Schöne Erinnerungen an die Ehe." — „Daß ich noch meine eigene Wohnung habe." — „Vieles noch selber machen zu können : sich beschäftigen zu können." — „Ich kann nicht mehr gut alleine sein. Unter Menschen geht es mir gut." — „Ich bin rundherum abgesichert. Das gibt mir ein gutes Gefühl." — „Ich will gesund sein — also so gesund und selbständig wie möglich." – „Die Krankheit kann mir nichts anhaben. Ich habe meinen Willen." – „Handarbeit." — „Kreuzworträtsel.")

➢ *Über welche Sinneswahrnehmungen machen Sie gewöhnlich genußreiche Erfahrungen?* (Dazu Patienten: „Daß ich noch sehen kann — noch lesen, ist für mich das größte Geschenk! Und das nimmt man leider als ganz selbstverständlich hin." — „Die Augen sind schon das Wichtigste — wichtiger als riechen."— „Am meisten Genuß empfinde ich über das Fühlen.")

➢ *Welche Bedeutung hatte Freizeit bisher in Ihrem Leben?* (Dazu Patienten: „Frische Luft." – „Ostsee." – „'Mal raus und sich bedienen lassen." – „Freizeit hat schon eine wichtige Rolle gespielt..." – „Freizeit? Hatte ich nicht als Malermeister..." – „Musik hören", „Vollkommen ausspanne." – „Ich mag es gerne gemütlich." — „Ich habe erst nach der Pensionierung angefangen zu leben." – „Ich habe noch nie in meinem Leben Freizeit gehabt. Ich muß zuhause alles allein machen. Da bleibt keine Zeit." – „Früher wollte jeder was von mir in der Freizeit, nur wenn ich mal was wollte, war keiner da.")

➢ *Mit welchen Gedanken helfen Sie sich, wenn Sie alleine sind und Zeit haben?* (Dazu Patienten: „Manchmal sage ich mir: 'Wer morgens aufwacht und keine Schmerzen hat, ist tot!' „- „Tu mal mehr für dich!"— „Ich habe das Gefühl, daß mein Körper gesunden kann.")

➢ *Gibt es bei Ihnen schon länger Wünsche für die Freizeitgestaltung, die Sie aber bisher nicht verwirklicht haben?* (Dazu Patienten: „Ich würde so gerne die alten Freunde zusammentrommeln, damit wir uns wiedersehen. Aber jeder hat seine Wehwehchen." — „Ich würde gerne Gesellschafts-

spiele machen. Aber ich weiß ja nicht, wer mitspielen mag." –
„'Weißt-du-noch'-Gespräche tun mir gut.")

➤ **Wofür möchten Sie mehr Zeit haben?** (Dazu Patienten:
„Ich möchte mehr Zeit haben, um Neues dazuzulernen." – „Ich
will präsent sein für Anforderungen." – „Ich will mehr Zeit haben für Sachen, die mir Spaß machen." – „Für mehr Privates." –
„Ich will mehr in die Natur." – „Ich möchte Zeit haben zum Beobachten." – „Mehr an mich selber denken können. – „Nicht
alles selber machen wollen." – „Ich habe die Erkenntnis gewonnen: Nicht *alles* muß *immer* fertig werden!")

➤ **Wie könnten Sie Ihre freie Zeit in der Gegenwart besser nutzen?** (Dazu Patienten: „Ganz wichtig ist, etwas ganz zu
tun: Wenn nicht, vergißt man Wichtiges" – „Sich versenken,
bedeutet, gründlich zu sein.")

➤ **Wie können Sie Ihre eigene Zufriedenheit ausbauen?**
(Dazu Patienten: „Das Wichtigste ist für mich, meine eigene
Wohnung zu haben." — „Solange ich meinen geliebten Partner
an der Seite habe, geht es mir gut." — „Wärme schafft für mich
innere Ruhe und damit auch Zufriedenheit." — „Ich trage ganz
bewußt schöne Kleidung, damit es mir besser geht. — „Freunde
um sich zu haben und Alleinsein — je nach Stimmungslage." —
„Sich die Umstände nach eigenen Bedürfnissen einrichten." —
„Ich habe alle Hindernisse aus Weg geräumt. Seitdem habe ich
keine Angst mehr, keine Scham!" — „Hilfreich ist eine gute Planung, zum Beispiel muß ich wissen: Wie ist der Weg zur Toi-
lette im Restaurant?" — „Ein ästhetisches Essen mit Besteck." —
„Durch ganz bewußtes Leben." — „Solange ich mir meine Selbständigkeit bewahren kann." — „Man muß seine Kontakte pflegen — aktiv!" — „Wenn ich nach Hause komme, möchte ich
mich um mich selbst kümmern. Ich habe mich immer um andere gekümmert!" — „Ich bin jetzt ein Egoist, indem ich jetzt an
mich denke." — „Ich will das machen, was mir Spaß macht!")

➤ **Wie können Sie Ihr Wohlbefinden fördern?** (Dazu Patienten: „Ich will meiner Familie nicht zur Last fallen." — „Man
muß Selbstbestimmung zurückgewinnen." — „Ich will weiter
am Leben teilnehmen." — „Zeit verbummeln ist etwas wunder-
bares." — „Dinge tun, die man nicht tun muß, so daß der Tag
nicht zum Pflichtprogramm verkommt." – „Ich werde sponta-

ner leben." — „Wenn ich wieder gehen kann, wird alles anders." — „Am schönsten wird es, wenn ich wieder was unternehmen kann mit meiner Tochter." — „Ausflüge machen." — „Handarbeit." — „Lesen.")

➤ **Wie wirkt sich das Körpergefühl auf die Stimmung aus?** (Dazu Patienten: „Ich spüre meine körperlichen Defizite durch die Symptome. Dadurch fühle ich mich eingeschränkt – hilflos – häßlich.")

➤ **Was gefällt Ihnen an Ihrem Körper?** (Dazu Patienten: „Für mich ist das Sehen das wichtigste. Aber oft habe ich gehört, daß es besonders schlimm ist, taubstumm zu sein..." – „Was heißt gefallen? Ich gefalle mir eben *nicht* wegen meiner Passivität."- „Es ist die Ohnmacht, die mich stört." – „Diese schreckliche Abhängigkeit." – „Ich spüre Zorn auf den Körper." – „Ich lebe in ständiger Überforderung, weil ich mehr Selbständigkeit zeige als geht, um mehr Selbstkontrolle wiederzuerlangen.")

➤ **Wie könnten Sie sich in der Krankheit besser fühlen?** (Dazu Patienten: „Man muß nach unten schauen. Es gibt schlimmere Fälle." — „Ich achte viel mehr auf meine gesunden Anteile. —„Zuversicht wächst in mir, wenn ich die schweren Schicksale von Menschen in jungen Jahren sehe.")

➤ **Ist der Schlaf erholsam?** (Dazu Patienten: „Einschlafen ist gut, aber nach 1 — 2 Stunden wache ich auf. Und dann beginnt das Grübeln.")

➤ **Wie erleben Sie Schlaf und Träume?** (Dazu Patienten: „In Träumen tauchen häufig Erinnerungen auf." — „Im Traum wurde mir klar: 'Du warst schon immer ein Rebell!'")

➤ **Welches ist Ihr erster Gedanke am Morgen?** (Dazu Patienten: „Es kann nur aufwärts gehen!")

➤ **Welche Gründe haben Sie, morgens aus dem Bett zu kommen?** (Dazu Patienten: „Frisch und gewaschen auf das Frühstück freuen. So fängt jeder Tag bei mir an." – „Erst mal das tun, was erledigt werden muß, und dann sehen wir weiter." — „Ich muß weiterkämpfen." — „Ich will meine Tochter nicht enttäuschen." — „Ich will gesund werden." — „Morgens aufzustehen ist doch nichts weiter als der gewohnten Pflicht zu folgen." — „Ich stehe auf, um etwas zu erleben." — „Aus Neugier auf den Tag." — „Der Hunger und der Durst treiben mich aus dem Bett. Bei Regen krieche ich zurück ins Bett, bei schönem Wetter gehe ich raus und frühstücke auf der Terrasse." — „Aufstehen tue ich nur aus Gewohnheit, weil die anderen es auch tun und man sich sonst schämt — den ganzen Tag im Morgenrock.")

> *Lachen bedeutet für Sie?* (Dazu Patienten: „Rheinländermentalität." – „Geselligkeit." – „Lachen heißt doch vor allem, frei zu sein im menschlichen Umgang. So sehe ich das." – „Selbstgemachte Situationskomik bringt mich zum Lachen, zum Beispiel bei meinen Treffen mit meiner besten Freundin." — „Kindisch, albern sein dürfen." — „Einmal am Tag lachen, ist für mich wichtig, macht das Leben leichter!" — „Humor kann man nicht lernen. Ich kann das nicht.")

> *Was bringt Sie zum Lachen?* (Dazu Patienten: „Komödien." – „Situationskomik." – „Phantasie." – „Trockene Kommentare." – „Menschen." – „Wenn ich kleine Begebenheiten dem Richtigen erzähle, muß ich plötzlich darüber furchtbar lachen, auch wenn das eigentlich gar nicht so komisch war." — „Über Alltagsbegebenheiten kann ich lachen." — „Ich kann immer noch über bestimmte Erinnerungen lachen." – „Also auf alle Fälle über meine eigenen Ungeschicklichkeiten." — „Situationskomik. Zum Beispiel haben wir mal so über meinen Enkel gelacht. Als der klein war, sagte er 'Auslegeware', statt 'Slipeinlage'.")

> *Hilft Humor Ihnen?* (Dazu Patienten: „Wenn ich mit 'Oma' angesprochen werden, versuche ich, die Schleife zum Humor zu bekommen. Das kann viel bringen. Das nehmen junge Menschen immer gerne an." — „Sich gegenseitig zum Lachen zu bringen, das habe ich mit meiner Bettnachbarin gekonnt. Es hat uns beiden unheimlich gut getan." — „Die positive Einstellung gehört dazu." — „Man darf vor allem seinen Humor nicht verlieren. Sonst ist alles aus.")

> *Welches wäre das Faschingskostüm Ihrer Wahl?* (Dazu Patienten: „Ich würde als große Dame gehen — mit einem Riesenhut." — „Als Stubenmädchen hätte ich Lust — so mit einem Staubwedel in der Hand und einem Häubchen." — „Ver-

kleidungen jeglicher Art lehne ich generell ab. Es ist für mich ein Symbol für Verlogenheit, heucheln, sich verstecken.")

> **Als Künstler beim Circus wären Sie?** (Dazu Patienten: „Ein Zwerg, denn der kann nicht für alles herangezogen werden!" — „Ich würde mit lebenden Tieren arbeiten." — „Eine Hundedressur könnte ich mir vorstellen." — „Im Affenstall." — „Kostümbildnerin.")

> **Was zeichnet einen 'Lebenskünstler' aus?** (Dazu Patienten: „Sich über kleine Dinge freuen." — „Sich mit anderen austauschen: Es löst sich ein Knoten" — „Seine Meinung sagen." — „Man darf nicht zu sehr auf seinen eigenen Plan beharren, man muß flexibel sein und Freiräume einbauen." — „Frauen können mehr wegstecken." — „Man braucht Aufgaben, das macht einem Mut." — „Dankbarkeit für alles, was man erlebt und gut überstanden hat." — „Man muß am Leben dranbleiben, auf andere zugehen.")

> **Wie „tanken" Sie „auf"?** (Dazu Patienten: „Weg von der Realität." — „Im Tagtraum." — „Durch den inneren Rückzug mit Kerze und Musik." — „Ablenkung habe ich nur durch das Fernsehen." — „Ich brauche jetzt immer viel Licht." — „Lachen tut gut." — „Angeregt reden, hilft." — „Sich zu amüsieren, ist das beste".)

> **Liebten Sie als Kind ein Märchen besonders?** (Dazu Patienten: „Ich hatte überhaupt keine Lieblingsmärchen: Die Grausamkeiten schreckten mich ab!" — „Die Bestrafung der Bösen und Belohnung der Guten waren o.k.")

> **Mit wem können Sie häufiger lachen?** (Dazu Patienten: „Lachen kann man am besten mit Menschen, die positiv denken." — „Es müssen Leute sein, mit denen ich die gleiche Wellenlänge habe.")

> **Was tun Sie Gutes für Ihren Körper?** (Dazu Patienten: „Ich ziehe mich schön an, um vor den anderen nicht schlecht auszusehen." — „Beten, damit ich jetzt besser zurecht komme und nicht ins Hadern verfalle." — „Ich freue mich daran zu leben." — „Man muß alles — auch das Klagen und die Hoffnungslosigkeit, die manchmal da ist, laut und wortreich äußern." — „Ich will wieder gesund werden — für die Kinder und für meinen Mann.")

III. Themenkomplex: Krankheit und Krisenbewältigung

In diesem Themenfeld werden die Art und Güte der Streßbewältigung, die Verarbeitung belastender lebensgeschichtlicher Ereignisse sog. „life events" und auch allgemein die Form der Krisenbewältigung aus früherer Erfahrung als Vorbild zur heutigen Krankheitsbewältigung erörtert.

Betrachtet man ein gravierendes Krankheitsereignis als krisenhaftes Ereignis, so stellen sich zur Bewältigung dieses Erlebens ähnliche Fragen wie bei psychischen Zuständen, die durch andere unbeabsichtigte Veränderungen ausgelöst wurden:

Es gilt zu klären, welche Ängste die neue Situation auslöst, welche Strategien zur Bewältigung bei früher erlebten Krisen zum Einsatz kamen, welche Bewältigungsmöglichkeiten gegenwärtig zur Verfügung stehen, ob und wenn welche Veränderungen nötig sind.

Im Austausch mit den anderen Teilnehmern machen sich viele erstmalig bewußt, welche Methoden sie im Leben bereits mehrfach erfolgreich angewendet haben und lernen die günstigen Methoden der anderen als mögliches Vorbild kennen.

Ähnlich wie in dem Märchen „Die Bremer Stadtmusikanten" erleben sich viele geriatrische Patienten: Es entsteht leicht der Eindruck, durch das Älter-Werden und die Krankheit von der Gesellschaft verstoßen zu werden und keinen Platz in dieser Welt mehr zu haben, wenn die Kräfte nachlassen.

Wenn man die Krankheit jedoch versteht als eine spezielle Form der Lebenskrise, ist es möglich, sich auf die Bewältigungsstrategien zu konzentrieren, die Hilfe in der Not versprechen.

Basis für dieses Thema ist die Annahme, daß die aktuelle Krankheit nicht die erste Krise im Leben des Patienten ist. Daher kann es hilfreich sein, sich zu erinnern, wie frühere schwierige Lebensprobleme bewältigt wurden, um sich ein Konzept für die aktuelle Krise zu erstellen.

In der Gruppe verbalisieren die Teilnehmer vor sich und den anderen, welche Methoden ihnen geholfen haben. Damit rücken die eigenen erfolgreiche Strategien wieder mehr ins Bewußtsein.

Im Austausch mit anderen können sie im Gespräch erkennen, daß auch ihr eigener Lebenswille noch nicht erloschen ist, daß es sich lohnt, neue Wege und Ziele für sich zu entwickeln, um dem neuen Lebensabschnitt Wohlbefinden, Genuß und Autonomie abzugewinnen.

1. Einstiegsthema: Streßbewältigung

Hintergrund und Ideen zur Einführung

Mit zunehmendem Alter erleben viele Menschen — trotz abnehmender Verpflichtungen — in ihrem Alltag vermehrt „Streß". Das bedeutet, sie sind häufig angespannt, fühlen sich überfordert, befürchten, daß negative Erfahrungen auf sie zukommen.

Einige Auslöser des Streßerlebens bringen Krankheit und Alterserscheinungen mit sich: So bewirken z.B. schlechtes Sehen, schlechtes Hören oder eine verminderte Motorik, vermehrte Unsicherheit, abnehmende Kompetenz und Selbständigkeit.

Andere Streßauslöser treten jedoch durch negative Gedanken der Patienten hinzu und könnten bei einem liebevollen Umgang mit sich selber, weitgehend abgebaut werden.

Um das Eine von dem Anderen unterscheiden zu lernen, lohnt es sich, in der Gruppe die auftretenden Streßauslöser zu thematisieren.

Im Folgenden werden zu diesem Einstiegsthema beispielhaft formulierte Fragen und die dazu gegebenen Antworten der Patienten dokumentiert:

➢ **Wann geraten Sie unter Streß?** (Dazu Patienten: „Wenn man nicht schafft, was man sich vornimmt" — „Wenn zuviel auf mich zukommt, habe ich keine Ruhe!" — „Wenn man nicht 'Nein'-Sagen kann." – „Wenn jemand unerwartet zur Tür 'reinkommt." — „Wenn ich mir um jemanden Sorgen mache." — „Wenn ich an die Zukunft denke." — „Man kann nicht mithalten." – „Frühes Aufstehen" [in der Klinik]. — „Der ganze Ablauf in der Klinik — der Behandlungstag." — „Der Körper selbst — durch die Schmerzen!")

➢ **Was vermissen Sie in Streßsituationen?** (Dazu Patienten: „Sinn im Leben zu erkennen." — „Gemeinschaft." – „'Nein'-Sagen können, ehrlich sagen: Ich kann nicht so schnell!" —

„Sich nicht soviel auf einmal vornehmen." — „Grenzen setzen." — „Sich nicht soviel in Angelegenheiten anderer Leute einmischen." — „Daß ich nicht sagen kann: Was nicht geht, geht nicht!")

➢ **Was hilft Ihnen gegen Streß?** (Dazu Patienten: „Mein Mann hilft jetzt bei der Hausarbeit. Ohne ihn wüßte ich gar nicht, was ich machen soll." — „Nach dem Tod meines Mannes bin ich in eine betreute Wohnanlage gezogen. Ich bekomme Hilfe bei Bedarf bin von der Last befreit, den Mann zu pflegen. Da ist ein Lift, ich habe Kontakte, und sogar kulturelle Veranstaltungen werden ins Haus gebracht." — „Ich erwäge, in die Nähe meiner Verwandten zu ziehen. Ich brauche jetzt mehr die Nähe zu den Angehörigen; aber der Abschied von meiner Wohnung fällt mir schwer." – „Ich lasse alles auf mich zukommen." — „Im Heute leben, sich nicht um Morgen sorgen." — „Meine Kontaktfreudigkeit" — „Vor allem bei allem den Humor behalten." — „Ich bekomme viel Hilfe von anderen Menschen."— „Hauptsache, ich kann meine Meinung sagen." — „Es ist wichtig, sich Zeit für sich zu nehmen." — „Man kann viele Alltäglichkeiten stärker genießen." — „Eigene Entscheidungen treffen und damit klare Verhältnisse schaffen." — „Ich versuche mehr, meine verbliebene Kraft zu bündeln." — „Wenn man Sinn finden kann in den Krisen, ist es leichter zu ertragen.")

➢ **Was regt Sie auf?** (Dazu Patienten: „Wenn ich merke, daß andere nur oberflächliches Interesse haben." — „Wenn was mit der Arbeit nicht klappt." — „Einsamkeit am Muttertag." — „Wenn ich wie ein Kind behandelt werde." — „Wenn ich mich ungerecht behandelt fühle." — „Obwohl alle sagen, ich mache Fortschritte, kann ich sie nicht sehen.")

➢ **Was macht Bemerkungen von anderen über Sie zu Kränkungen?** (Dazu Patienten: „Wenn es von Menschen kommt, die einem nahe stehen." — „Wenn ich den Grund nicht kenne." — „Wenn ich den Grund nicht einsehe.")

➢ **Wie zeigen Sie anderen, wenn Sie gekränkt oder zornig sind?** (Dazu Patienten: „Gar nicht, um Streit zu vermeiden." — „Ich versuche, die Dinge zu klären durch offenes Ansprechen, um zu verzeihen und um neuerlichen Kränkungen vorzubeugen." — „Ich bin eher derjenige, der losballert, um klar

Schiff zu machen." — „Es muß raus, damit ich nicht ungerecht werde.")

> *Sind feste Planungen im Alltag eher hilfreich oder eher hinderlich?* (Dazu Patienten: „Durch Planungen gebe ich mir selbst einen Schupps." — „Dadurch können Energien freigesetzt werden.")

> *Wie schützen Sie sich vor übermächtiger Angst?* (Dazu Patienten: „Geistig rege bleiben." — „Geistige Betätigung." — „Ich beschäftige mich mit Handarbeit und Kreuzworträtseln." — „Ich plane meinen Tag und lebe nicht in den Tag hinein." — „Egal was kommt, irgendwie geht es immer weiter.")

> *Wie schützen Sie sich vor Selbstüberforderung?* (Dazu Patienten: „Wenn man nie ehrgeizig ist." – „Sich nie mit anderen vergleichen." – „Eigene Maßstäbe formulieren.")

> *Wie bewältigen Sie kritische Situationen?* (Dazu Patienten: „Seit einigen Wochen leide ich unter diesem Schwindel und komme nicht mehr raus. Wenn mir schwindelig wird, muß ich losrennen, bis ich irgendwo ankomme, wo ich mich festhalten kann." — „Man muß Unangenehmes ganz schnell abschütteln." — „Ich habe nie Streß, ich laß alles auf mich zukommen: Im Alter hat man mehr Weisheit, man sieht, andere können es auch nicht besser! ")

> *Welche hilfreichen Strategien können Sie heute mobilisieren?* (Dazu Patienten: „Erst mal heißt es, zurückzustehen und das Leben an sich vorbei ziehen zu lassen. Es ist Zeit, sich rück zu besinnen auf alte Werte und Fähigkeiten." — „Ich werde die Therapie weiter machen und kämpfen um die Normalität." — „Alte Sachen machen, hilft mir, Wohlbefinden zurück zu gewinnen." — „Ich werde versuchen, das Leben so weiter zu führen wie vorher mit wenigen Einschränkungen.")

> *Was unternehme Sie gegen Stimmungstiefs?* (Dazu Patienten: „Zukunftsträume" — „Man darf die Probleme nicht zerreden." — „Durch die Krankheit habe ich gelernt, mich auszusprechen." — „Sich zu öffnen, hilft gegen die dunklen Löcher." — „Ich habe damit aufgehört, alles in mich reinzufressen" – „Ich erinnere mich dann irgendwann an meine eigene Motivation." – „Was mich dann wieder aufgebaut hat, war, wenn die

Therapeuten mich gelobt haben für die Fortschritte, die ich gemacht habe." – „Eine innere Zuversicht trägt mich".)
> **Wie können Sie Streß reduzieren?** (Dazu Patienten: „Ruhe. –„Schlaf" – „Feiern." – „Freunde." – „Familie." – „Garten." – „Natur." – „Körperliche Abhärtung" – „Zeitung lesen und über die Journalisten nachdenken." – „Entspannung." – „Musik." – „Tanzen." – „Meine jetzigen Reststörungen wie Durchschlafschwierigkeiten nehme ich nicht so wichtig — angesichts der bewältigten Depressionen.")

2. Einstiegsthema: Krankheit als Lernaufgabe

Hintergrund und Ideen zur Einführung

Die Krankheit als „Quittung" für riskante oder gar falsche Lebensführung zu betrachten, gehört zu einer weit verbreiteten Reaktion. Häufig äußern Patienten, die Krankheit sei für sie „wie eine Strafe". So kommt zu den körperlichen Symptomen eine zusätzliche Komponente der Belastung durch die negative Selbstbewertung hinzu. Das bedeutet, sie leiden nicht nur unter den körperlichen Beschwerden, sondern sie fühlen sich zusätzlich durch die Gedanken gequält, daß ihnen dieser Zustand als Bürde auferlegt habe.

Der erste Schritt hinaus aus dieser generalisierenden negativen Sicht besteht im Thematisieren der tabuisierten Gedanken. Durch das Ansprechen können zuvor unbewußte Selbstbewertungen bewußt gemacht werden und im Gruppengespräch z. T. um alternative oder ergänzende Gedanken ergänzt werden. Im Ergebnis kann ein Gefühl der Befreiung und nicht zuletzt ein Zugang zur Sinnfindung eingeleitet werden.

Die vordergründige Annahme, daß Krankheit zwangsläufig ausschließlich negative Veränderungen auslöst, kann z.T. erweitert werden um die Erfahrungen, etwas hinzugewonnen zu haben. Denn die Notwendigkeit der Veränderung bietet vielen Menschen erst die Möglichkeit zu neuen Erfahrungen mit sich und anderen.

In der Gesprächsgruppe ist Gelegenheit, sich mit anderen über diese — oft verdrängte — Frage miteinander auszutauschen, bzw. vielleicht erstmals sich eine Meinung darüber zu bilden.

Im Folgenden werden zu diesem Einstiegsthema beispielhaft formulierte Fragen und die dazu gegebenen Antworten der Patienten dokumentiert:

> **Was haben Sie aus Fehlern gelernt?** (Dazu Patienten: „Es gibt Fehler, die ich mir nicht verzeihen kann. Die waren dumm und unreif. Jetzt kommt hinzu, daß ich keine Lebenszeit mehr habe: Ich kann nichts mehr gut machen..." — „Heute mache ich weniger Fehler, aber ich erwarte auch nicht mehr viel." — „Mir hilft weiter, daß ich wieder anfange zu lesen: Man muß Dinge vertiefen." — „Das Lernen geht ganz langsam. Man muß sehen, was Einen interessiert, was noch geht." — „Man lernt, sich auf das Älter-Werden vorzubereiten. Mein Fehler war, daß ich darüber nie nachgedacht habe." — „Ich habe meine Mutter, die 93 Jahre alt wurde, gepflegt und versorgt. Aufgrund dieser Erfahrung habe ich begonnen, mich zu informieren über Pflege- und Wohneinrichtungen.")

> **Was haben Sie aus der Krankheit gelernt?** (Dazu Patienten: „Man darf nicht aufgeben!" — „.Ich habe gelernt, daß der Körper gebrechlich ist." — „Hoffnung auf Besserung." — „Ich bin doch im Vergleich zu anderen noch gut dran.")

> **Was lernen Sie durch die Zeit des Krankseins?** (Dazu Patienten: „Ich mußte lernen, mit meiner Erkrankung zu leben. Das bringt viel Enttäuschung mit sich." — „Ja, es geht langsamer und ich werde schneller müde, aber da ich Pläne habe, zwinge ich mich dazu." — „Ich habe meinem Hausarzt gesagt, ich hab noch nie so viel geweint, und ich hab noch nie so viel gelogen in den letzten Jahren: Ich sage doch ständig den Leuten, es ginge mir gut..." — „Man darf nicht mehr so aktiv sein." — „Jetzt muß man kämpfen, man muß hoffen und man muß selbst mitarbeiten. Das habe ich hier auch getan." — „Meine Ehe ist in Gefahr. Ich habe Angst vor einer Trennung. Das kann einem auch in jungen Jahren passieren. Die Krankheit ist nicht unbedingt ausschlaggebend für meine Stimmung." — „Ich mußte ins Heim.")

➢ **Was ist unbedingt erforderlich, damit Sie sich wertvoll fühlen?** (Dazu Patienten: „Ich muß anderen gegenüber
würdevoll auftreten können." — „Man muß darauf bestehen,
von anderen würdevoll behandelt zu werden." — „Wenn es so
ist wie hier: Ich habe mich eine ganze Stunde lang nicht als Patient gefühlt, sondern als Mensch!" — „Der Kopf ist entscheidend." — „Menschen mit Herz sind für mich wertvoll." — „Ich
mache es von der Tüchtigkeit einer Person abhängig." — „Wer
bereit ist, anderen zu helfen, zum Beispiel auch durch zuhören,
mit jemandem lachen, Erfahrungen weitergeben. Das ist es." —
„Man sollte sich selbst helfen, um gesund zu werden." — „Mein
Wille, das zu erreichen, was ich mir vorgenommen habe und
mein Humor." — „Die Arbeit und die Aufgaben haben mich
vorankommen lassen." — „Ich bin ein Kämpfer und Pessimist.
Ich gebe nicht nach. Ich mache weiter, obwohl ich verliere." —
„Ich rücke von meinen Zielen nicht ab. Hoffnung habe ich auch
noch." — „Man muß sich selber akzeptieren.")

➢ **Wie haben Sie frühere Krisen bewältigt?** (Dazu Patienten: „Wir sind ausgebombt. Ich kam dadurch nach München,
fühlte mich da wie im Ausland. Zurück in Hamburg habe ich
begriffen: Die Heimat ist ein wichtiger Stabilisator." — „Die
Familie ist das wichtigste." — „Um Druck abzubauen, habe ich
immer die Ablenkung gesucht: Unter Menschen gehen, wo was
los ist." — „Innehalten hilft mir. Ich führe einen inneren Dialog,
wenn ich zum Beispiel eine Blume erblicke.")

➢ **Wie haben Sie den Krankenhausaufenthalt bewältigt?**
(Dazu Patienten: „Das Üben von Rücksicht ist im Krankenhaus
wichtig!" — „Wenn ich nach hause komme, möchte ich mich
endlich um mich selbst kümmern. Ich habe mich immer um
andere gekümmert — selbst hier helfe ich meiner Bettnachba-
rin. Dabei bin ich doch selber krank." — „Ich bin ein Egoist geworden, indem ich jetzt an mich denke. Ich will mich darauf
konzentrieren, wieder gesund zu werden." — „Im Krankenhaus
bin ich beim Aufstehen am liebsten die Erste." — „Hier bekommt man alles gemacht: vom Essen bis hin zur ärztlichen
Versorgung. Das könnte zuhause fehlen." — „Es ist hier schön,
daß die Ärzte hier alles managen." — „Man muß alles dran setzen, um geistig mobil zu bleiben.")

> *Was möchten Sie noch lernen?* (Dazu Patienten: „Laufen."
– „Tanzen." – „Schreiben." – „Lesen." – „Tagesmutter werden." – „Daß mir jemand sagt, wie eine erfolgreiche Prävention
vor einem Schlaganfall aussieht.")
> *Was haben Sie erst vor Kurzem gelernt?* (Dazu Patien-
ten: „Hausmann zu sein." – „Wie man es schafft, die eigene
Wohnung umzugestalten." — „Eigentlich die Erkenntnis: Es
kommt immer mal was neues." – „Ich muß neue Wege lernen,
um die alten Ziele zu erreichen." – „Egal, was passiert. Man
muß Galgenhumor entwickeln." – „Man muß neue Schwerpunkte setzen durch Sortieren nach eigenen Stärken." – „Ich
habe endlich begriffen, daß es einen Gewinn durch Langsamkeit
gibt".)

3. Einstiegsthema: Paßt die Krankheit zu mir?

Hintergrund und Ideen zur Einführung

Einige Patienten können das Krankheitsereignis als plausible Kon-
sequenz der Lebensführung annehmen. Andere Patienten kämpfen
mit der Frage, wie gerade ihnen diese Krankheit zustoßen konnte.

Einigen Teilnehmern wird in der Gesprächsgruppe klar, daß sie
unter dem Krankheitsereignis psychisch besonders stark leiden,
weil sie sich überrumpelt fühlen. Die Formulierung „wie aus heiterem Himmel" ist oft zu hören. Sich nicht vorbereitet haben zu
können, empfinden viele als besonders grausam und ungerecht.

In der Gesprächsgruppe können die Patienten nachholen, was
ihnen bisher nicht möglich erschien:

Rückschau zu halten auf die Zeit vor der Krankheit, um nachträglich Warnsignale zu beleuchten. Eine Herleitung des Krank-
heitsgeschehens ist für viele die Basis zu größerer Akzeptanz der
Krankheit und deren Folgen.

*Im Folgenden werden zu diesem Einstiegsthema beispielhaft
formulierte Fragen und die dazu gegebenen Antworten der Patienten dokumentiert:*

> *Können Sie den Erkrankungszeitpunkt „verstehen"?
Paßt die Krankheit zu Ihnen?* (Dazu Patienten: „Der Bruch

zeigt mir, daß ich in Gedanken immer woanders bin. So kommt es, daß ich stürze und stolpere. Ich sehe das als Hinweis, konzentrierter zu leben." – „Das kam wie aus heiterem Himmel – ohne Vorwarnung – ohne Grund" – „Die Krankheit zwingt mich zur Passivität.")

> **Was ist typisch für Sie?** (Dazu Patienten: „Ich war immer sehr unternehmungslustig." – „Erholungszeiten im Alltag kenne ich nicht – auch nicht während der Schulzeit, aber in den Ferien – eben Urlaub.")

> **Sehen Sie in Ihrer Lebensgeschichte Ursachen für die Krankheit?** (Dazu Patienten: „Zu wenig Schlaf" – „Zu viel Arbeit." – „Alkohol." – „Nach einer Partnerkrise bin ich in ein Loch gefallen." – „Ich habe viel Sorgen mit meinen Enkelkindern. Das hat mich krank gemacht." – „Ich habe selten an meinen Körper gedacht.")

> **Kennen Sie den Gedanken: „Manchmal verstehe ich mich selber nicht."?** (Dazu Patienten: „Ich bin gleichgültiger geworden." – „Vor allem eine völlig andere Zeiteinteilung." – „Ich brauche jetzt viele kleine Pausen." – „Alles geht langsamer. Daher setze ich mich oft selbst unter Druck, weil man ein schlechtes Gewissen hat, wenn man nicht alles schafft." – „Ich bin ein anderer Mensch geworden: Nach meinem vierten Schlaganfall bin ich nachdenklicher geworden. Ich bin impulsiver, lauter und aggressiver geworden." – „Konflikte, Streitereien gehen viel näher als sonst!" – „Man ist empfindlicher geworden.")

> **Welches sind die Hinderungsgründe, das ideale Leben zu verwirklichen?** (Dazu Patienten: „Ich versorge immer noch meinen Sohn. Er will nicht weg von Mutti." – „Ich kann nicht 'Nein'-Sagen." – „Ich versuche schon immer, auf andere zuzugehen, aber was ist, wenn der andere nicht mit geht?")

> **Können Sie sich trotz der Krankheit durchsetzen wie zuvor?** (Dazu Patienten: „Man muß neue Werte setzen." – „Wenn man weg kommt vom Materialismus – hin zu menschlichen Werten, dann geht es." – „Wichtig zur eigenen Motivation ist es, sich selber zu loben.")

> **Wann erlauben Sie sich, sich gehen zu lassen?** (Dazu Patienten: „Das kommt ganz darauf an, wem man sich anver-

traut..." — [weinend] „Eigentlich nie: Ich sage mir immer: Du kannst, du willst, du mußt! Ich habe Angst, mich sonst ganz zu verlieren...")

> *Wie könnten Sie Ihre Selbstkontrolle ausbauen?* (Dazu Patienten: „Wenn man Ziele hat, kommt man weiter." — „Am Anfang fiel es mir schwer, den Rollator mit zum Einkaufen zu nehmen. Aber jetzt macht es mir nichts mehr aus. Es ist einfach eine Erleichterung.")

> *Wie sieht Ihre eigene Gesundungsprognose aus?* (Dazu Patienten: „Es lohnt sich zu kämpfen!")

> *Was würden Sie heute rückblickend anders machen?* (Dazu Patienten: „Ich bin nicht mehr so ängstlich wie früher. Das Leben hat mich energischer gemacht." — „Ich war manchmal zu träge — hätte gern noch mehr gemacht.")

4. Einstiegsthema: Mut zu Veränderungen! Oder Wichtiges/Unwichtiges

Hintergrund und Ideen zur Einführung

Die Erfahrung, daß die Krankheit mit ihren Beschwerden den gesamten Energiehaushalt eingegrenzt hat, bringt viele Patienten mit der Notwendigkeit in Kontakt, bewußt mit ihren Kräften hauszuhalten. Das bedeutet, daß es unumgänglich wird, eine innere Rechnung über entbehrliche und unentbehrliche Dinge des Lebens aufzustellen.

Die größte Schwierigkeit besteht für die Betroffenen darin, daß sie ausschließlich vor Augen haben, was sie eingebüßt haben — wie z.B. nicht mehr Auto fahren zu können, schlechter zu sehen, nicht mehr 'raus zu kommen, mangelnde Unternehmungslust, Verlust an Spaß am Leben.

Die meisten Menschen entwickeln darüberhinaus mit zunehmendem Alter eine vermehrte Angst vor

Veränderungen. Sie setzen Veränderungen mit Verschlechterung gleich. Viele glauben, mit dem Verlust von vertrauten Lebensbedingungen ihren inneren Halt zu verlieren, „Abstriche" machen zu müssen und sich einem langsamen Prozeß des Verzichts auf immer mehr Genuß und Wohlbefinden ausgesetzt zu sehen.

Die Rückerinnerung an die Erfahrung, daß Veränderung etwas mit Lebendigkeit eigenem Gestalten zu tun haben kann, stellt die psychische Basis dar, um verfügbare Energien zum Erhalt oder Wiederaufbau der Autonomie nutzbringend einzusetzen.

Die Gesprächsgruppe bietet den Teilnehmern zunächst den Raum, den Unmut über die Veränderungen wider Willen nach der Krankheit zu äußern, um sich dann vorsichtig an versöhnliche Gedanken heranzupirschen.

Unter diesem Einstiegsthema sind die Teilnehmer aufgefordert, so eine persönliche Rechnung vorzunehmen, sich der wichtigen Belange ihres Lebens bewußt zu werden und diese mit den anderen Gruppenmitgliedern zu vergleichen.

Viele erkennen dabei, daß sie „Ballast" abwerfen möchten oder dies bereits getan haben.

Im Folgenden werden zu diesem Einstiegsthema beispielhaft formulierte Fragen und die dazu gegebenen Antworten der Patienten dokumentiert:

➢ **Was hat sich verändert?** (Dazu Patienten: „Der Umbau der Treppe war nötig." – „Bei Leuten, bei denen Stufen zur Wohnung zu überwinden sind, sind keine Besuche mehr möglich." - „Auf Hilfe angewiesen sein bei Sachen, die man früher gut konnte." – „Mit mir komme ich zurecht. Nur die Unsicherheit macht mich krank.")

➢ **Was hat sich nicht verändert?** (Dazu Patienten: „Ich war immer schon sehr resolut." – „Meine Kontaktfreudigkeit." – „Unternehmungslust: Ich gehe so oft wie möglich an die frische Luft.")

➢ **Was hindert Sie daran, Ihre Ziele zu verwirklichen? Oder: Welche Ziele liegen noch in weiterer Ferne?** (Dazu Patienten: „Ich will wieder wandern gehen in der Heide." – „Ich will wieder Campen und Ski fahren." – „Ich fahre nicht mehr Auto. Es fiel mir so schwer, Abschied vom Autofahren zu nehmen. Ich sagte zu meinem Sohn: Nimm das Auto mit. Ich will es nicht mehr." – „Mich hindert vor allem mangelndes Geld." – „Es sind die äußeren Umstände." – „Zukunftssorgen." – „Manchmal ertappe ich mich beim Hadern. Wenn ich denke:

'Ich kann es nicht ändern', dann behindere ich mich selber." — „Enttäuschungen hindern mich eigentlich am meisten." — „Ich muß mich immer wieder neu anpassen — als Schutz vor weiterer Enttäuschung!")

> **Hat sich etwas an Ihrer Durchsetzungsfähigkeit geändert?** (Dazu Patienten: „Ich kämpfe, bin dickköpfig, wenn ich merke, daß mich jemand bevormundet." — „Ich halte mich zurück, wenn ich auf Widerstand stoße, aber es tut doch weh." — „Meine Tochter brauchte lange, um zu verstehen, daß ich nicht mehr so kann, aber jetzt hat sie's, glaub ich, verstanden." — „Ich bin immer noch an den Rollstuhl gefesselt. Wenn man steht und geht, kann man sich besser durchsetzen." — „Wer steht, gibt das Kommando, wer sitzt, muß bitten. Aber manchmal sind Kommandos auch aus dem Sitzen möglich." — „Ich habe mir heute zum zweiten Mal beim Duschen helfen lassen. Ich habe mich durchgesetzt!" – „Früher war ich viel aktiver. Wir waren tanzen, kegeln und so.")

> **Wofür interessieren Sie sich – heute wie früher?** (Dazu Patienten: „Einkaufen, bummeln." — „Für politische Themen." — „Für meine Gesundheit." — „Ich hole mir überall Anregungen.")

> **Sind Sie „von Haus aus" oder gar durch die Krankheit selbstsicher geworden?** (Dazu Patienten: „Ich bin schüchtern gewesen. Das Leben hat mich geformt. Ich bin mit den Anforderungen gewachsen." — „Man muß aufpassen, daß man sich nicht selbst in die Ecke stellt.")

> **Was ist Ihnen immer noch wichtig?** (Dazu Patienten: „Freunde besuchen." — „Freundschaften pflegen." — „Im Garten arbeiten." — „Ich habe gemerkt, das Lachen kehrt wieder!" — „Anderen Freude zu schenken, macht mir Freude!" – „Zu spüren." – „Junge Leute zu sehen und damit zu wissen, daß sich alles wiederholt." – „Sich abzulenken vom Grübeln, um Angenehmes nicht zu verpassen." – „Grübeln ist für mich wichtig, um mich auf eventuelle Verschlechterung rechtzeitig vorzubereiten!" – „Mir hilft mein Galgenhumor!" – „Ablenkung ist das beste — z. B. durch Lesen." – „Meine Strategie ist der Rückzug bei Streit mit Freunden." — „Ich denke mir mein Teil. Streit lohnt sich nicht." — „Offenheit ist wichtig." — „Ich verteidige

Schwächere, vertrete die 'gute Seele'. Ich weiß, was mit gut tut."
— „Ich suche Gespräche mit Gleichgesinnten." — „Wenn mir
alles zu viel wird, muß ich ganz bewußt allein sein." — „Mit
Humor und positivem Denken habe ich schon manche Situation gemeistert.")

> *Welches sind zur Zeit die besten Situationen?* (Dazu
Patienten: „Wenn ich möglichst ein ausgefülltes Programm ha-
be." – „Es gibt schon spaßige Situationen unter Freunden." –
„Wenn ich jemanden finde, mit dem ich etwas spielen kann." –
„Wenn ich mir klar mache, daß ich frei von allen Pflichten bin."
– „Ich mache mir bewußt ganz positive Gedanken über meine
Genesung." – „Jemanden zu treffen und Besuch zu haben von
Freundinnen.")

> *Gibt es vorteilhafte Veränderungen im Umgang mit
anderen?* (Dazu Patienten: „Ich bin freier geworden." – „Ich
sehe eher, wie ich anderen helfen kann." — „Ich erlebe von vielen Hochachtung." — „Ich kann stolz auf mich sein, ohne mich
dafür zu schämen." — „Man kommt mehr zum Genießen." —
„Ich bekomme plötzlich Hilfe von anderen, von denen ich das
nie erwartet hätte." — „Ich erfahre mehr freundschaftliche Zu-
wendung als früher. —„Man kann durch die Krankheit Menschen besser kennen lernen." — „Ich bin aufmerksamer geworden, aber auch nachsichtiger." — „Ich denke, ich bin überlegter,
um andere nicht zu verletzen." – „Seitdem ich behindert bin
und im Rollstuhl sitze, ist die Umwelt sehr liebevoll und hilfs-
bereit!" – „Ich bin viel sensibler und hellhöriger geworden gegenüber dem, was Leute wie sagen und wie meinen!")

> *Welches sind Ihre wichtigsten Kontakte?* (Dazu Patien-
ten: „Meine Familie übers Telephon, oder ich sehe sie im Urlaub. Sie wohnen in Schweden." — „Meine Kinder und die fünf
Damen, die ich durch meine Krankheit kennen gelernt habe." —
„Menschen, die man mag, findet man überall — selbst im Krankenhaus!")

> *In welchen kleinen Schritten kommen Sie voran?* (Dazu
Patienten: „Da ist eine Mauer. Und du gehst eine Stufe hoch
und kannst immer noch nichts sehen. — Du gehst weiter und
kannst schon drüber gucken...")

> *Was wäre anders, wenn Sie leben könnten wie Sie ei-*
> *gentlich immer wollten?* (Dazu Patienten: „Wahres Leben
> bedeutet, kulturell und gesellschaftlich zu genießen." — „Das
> Zusammensein mit Angehörigen und Freunden." — „Nützliche
> Arbeit tun zum Beispiel in einer Hilfsorganisation." — „Genie-
> ßen erfordert die Überwindung der eigenen Bequemlichkeit!")
> *Wozu ist Ihnen heute die Zeit zu schade?* (Dazu Patien-
> ten: „Mit vielen Leuten trubelig feiern, ist mir zu anstrengend."
> — „Mit Kollegen treffen: Kciner war da, seit ich krank bin, es
> gibt keine Zusammengehörigkeitsgefühl mehr!" – „Gardinen
> waschen." – „Pingelige Ordnung halten." – „Auf Leitern stehen
> können." – „Alles alleine machen.")
> *Haben Sie hilfreiche Rahmenbedingungen im sozialen*
> *Umfeld erfahren?* (Dazu Patienten: „Ich mußte nicht viel sa-
> gen. Meine Familie hilft mir.")
> *Wofür werden Sie sich zukünftig Zeit nehmen?* (Dazu
> Patienten: „Für das Wieder-gesund-Werden!")
> *Was bedeutet Ihr Zuhause für Sie?* (Dazu Patienten:
> „Mein Ein und Alles! Ich würde alles tun, es zu erhalten." —
> „Zuhause zu sein, bedeutet, frei zu sein und eigene Entschei-
> dungen zu treffen." — „Meine Bücher, Platten, Bilder und Fotos
> an den Wänden. Das ist so wichtig." — „Im Wohnzimmer auf
> meinem Sessel vor dem Fernseher." — „Mein Stuhl, mein klei-
> ner Tisch mit der Lampe, ein Buch und die Katze auf dem
> Schoß.")
> *Was macht für Sie Ihre Heimat aus?* (Dazu Patienten:
> „Hamburg." – „Freunde." – „Verwandte." – „Die ganze Fami-
> lie." — „ Für mich ist es nicht ein Ort, ich bin schon als Kind
> häufig umgezogen." — „Heimat ist da, wo ich mich wohl fühle."
> — „Wo man aufgehoben ist durch Arbeit und Wohnung." —
> „Ich möchte nicht zurück in meine sogenannte Heimat. Es be-
> deutet Umstellung. Alles hat sich verändert.")
> *Wie war es Silvester das letzte Mal? Wie wird es die-*
> *ses Mal werden?* (Dazu Patienten: „Ich habe überall Lichter
> angezündet als Symbol." — „Ich habe mich an frühere Sil-
> vesterfeiern erinnert." — „Ich habe das Feuerwerk betrachtet.
> Es gab mir ein Gefühl von Zuversicht." — „Ich habe Freunde um
> Mitternacht angerufen — wie immer.")

> *Welche Vorsätze haben Sie für das neue Jahr?* (Dazu Patienten: „Ich will mehr die kleinen Erfolge beachten." – „Ich möchte mehr Geduld mit mir haben." – „Ich will mir mehr Zeit für mich nehmen." – „Ich will leben!" — „Es sagen so viele: 'Es wird!', die es bewältigt haben. Die werde ich mir als Vorbild nehmen!")

IV. Themenkomplex: Lebenssinn und Lebensziele

In diesem Themenkomplex werden Fragen zum eigenen Glauben, zur Sinnfindung im Leben, die eigenen Lebenswerte, Kraftquellen, Ziele und Pläne in der Gruppe angesprochen.

Zur Stärkung der seelischen Gesundheit kann es nützlich sein, sich die eigenen Lebenswerte zu vergegenwärtigen, um sich inneren Halt zu verschaffen. Dazu gehört es ebenso, sich erreichte Lebensziele, wie auch die eigenen Quellen der Kraft in religiösen oder philosophischen Gedanken zu vergegenwärtigen, Vorbilder zu entdecken und neue Pläne zu formulieren.

In den Gruppensitzungen stellen viele Teilnehmer mit Überraschung fest, daß sie entgegen ihrer Vorerwartung sehr klar und leicht benennen können, nach welchen Werten sie ihr Leben ausgerichtet haben. Für Viele ist es erleichternd, mit anderen über ein Thema zu sprechen. daß in unserer Gesellschaft vielfach vernachlässigt oder gänzlich ausgeblendet wird.

Nur, solange wir dem, was uns im Leben widerfährt, einen Sinn geben, können wir unsere seelische Gesundheit dauerhaft erhalten.

In der Gesprächsgruppe werden die Teilnehmer an ein Denken herangeführt, das ihnen — unabhängig vom gegenwärtigen körperlichen Gesundheitszustand — eine Rückbesinnung auf ihre persönlichen Quellen der Kraft ermöglicht. Die Lebenswerte sowie deren Verwirklichung in Vergangenheit und Gegenwart werden thematisiert, um die individuelle Sinnfindung in der aktuellen Lebensphase zu erleichtern.

1. Einstiegsthema: Glaube und Dankbarkeit

Hintergrund und Ideen zur Einführung

Krankheitsereignisse werfen bei vielen Menschen die Frage nach dem Warum auf Fragen wie: „Womit habe ich das verdient?" oder „Warum ausgerechnet ich?" stehen zunächst unbeantwortet im Raum und lassen den Betroffenen unglücklich zurück.

In der Gesprächsgruppe können Ansätze zu befriedigenden persönlichen Antworten entwickelt werden, indem sie ihre Glaubensüberzeugungen vor den anderen Teilnehmern formulieren.

Je nach dem, wen oder was ich für meine Lebensgeschicke verantwortlich halte, fühle ich mich mehr oder weniger hilflos, ausgeliefert, benachteiligt, bestraft etc.

Ziel dieser Thematik ist es im Allgemeinen, sich die stärkenden Lebensumstände durch eine Aufmerksamkeitslenkung hin zu Umständen, die uns gut tun, bewußt zu machen.

Im Folgenden werden zu diesem Einstiegsthema beispielhaft formulierte Fragen und die dazu gegebenen Antworten der Patienten dokumentiert:

➢ **Worin sehen Sie Ihre inneren Kraftquellen?** (Dazu Patienten „Es ist vor allem der Gedanke an meine Religion, meinen Glauben. Das spüre ich im Gebet." – „Ich kann Gott um Hilfe bitten, wenn ich nicht weiter weiß." – „Es gelingt mir besser, kleine von großen Zielen zu trennen." – „Ich habe mehr eigenen Mut, mit positiven Gedanken auf das eigene Leben zurückzublicken." – „Lesen schafft mir innere Ruhe." – „Musik hören." – „Zu anderen Menschen Kontakt haben – sich in einen Kreis aufgenommen fühlen." – „ Wenn ich Verständnis und Zuneigung von anderen spüre." – „Durch meine eigenen Kinder" – „Die Familie." – „Der Gedanke, daß ich etwas schaffen kann z.B. in der ergotherapeutischen Handwerksgruppe." – „Im Garten puzzeln." – „Kleidung nach der Tagesform wählen." – „Schönen Schmuck anlegen." – „Mein Humor. Die ganze Familie ist so.")

➢ **Gab es eine „Richtschnur" in Ihrem Leben?** (Dazu Patienten: „Ich hatte weder Angst noch Zuversicht, sondern einfach leben — ein ausgefülltes Leben haben.")

> *Was halten Sie von dem Sprichwort: „Jeder ist seines eigenen Glückes Schmied"?* (Dazu Patienten: „Eigene Einstellung ist entscheidend." — „Umstände sind Schicksalsschläge." — „Wie ich es bewerte, ist wichtig." — „Ich habe das Zepter selber in die Hand genommen. Seit 35 Jahren bin ich Witwe — mit vier Kindern. Da wird man so.")

> *„Früh übt sich, was ein Meister werden will!"- Stimmt das?* (Dazu Patienten: „Ich habe es gerade wieder in der Krankengymnastik bestätigt gesehen: Das Prinzip der kleinen Schritte. Es gibt Fortschritte. Ich werde wieder laufen können!" — „Die Lebensumstände habe mich schon früh geprägt — mit meiner Mutter.")

> *Was sagt Ihnen heute Ihre „innere Stimme"? Oder: Gibt es Redensarten oder Sprichwörter, die helfen?* (Dazu Patienten: „Morgenstund' hat Gold im Mund: In der Jugend war ich ein Abendmensch; aber als alter Mensch muß man früh anfangen, um alles zu schaffen." — „Was du heute kannst besorgen, das verschiebe nicht auf morgen: Planen ist wichtig, man muß seine Kräfte einteilen!"- „Du mußt den Schweinehund überwinden." — „Ich habe wieder Mut bekommen durch die Werte, die mir vermittelt wurden: Sei anständig, aufrichtig, nicht wehleidig.")

> *Wofür sind Sie heute dankbar?* (Dazu Patienten: „Ich hatte eine gute Jugend und eine gute Familie. —„Mein Plan ging auf: Ich wollte einen Ehemann und Kinder. Beides habe ich bekommen." — „Ich habe mich mit den Lebensumständen arrangiert. Was ich wollte, habe ich auch schon geschafft." – „Angesichts der Kriegserlebnisse bin ich heute dankbar für die gegenwärtigen Lebensumstände — trotz meiner Krankheit. Hilfe hatte ich ja damals von niemandem.")

> *Wofür sind Sie am heutigen Tage dankbar?* (Dazu Patienten: „Ich habe gelernt, mein Leben selbst in die Hand zu nehmen." — „Ich habe gelernt abzuschätzen: Kannst du es schaffen?" — „Ich bin ja so froh, daß ich wieder hier gelandet bin: Hier bauen die mich wieder auf. Ich dachte schon: Urselchen, jetzt ist es mit dir aus." —„Durch die Krankheit ist mir auch gutes widerfahren. Die Werte haben sich verschoben. Ich

sehe das Positive, was ich noch habe, bin dankbar, sehe, was ich ausbauen kann.")

> **Woran glauben Sie?** (Dazu Patienten: „An einen gütigen und helfenden Gott, der es schon richten wird. An so einen Gott kann ich auch mal die Verantwortung abgeben, ich stehe damit nicht alleine, das reduziert meine Ängste.")

> **Was bedeutet der Glaube für Sie?** (Dazu Patienten: „Mein Glaube bewahrte mich im Krieg vor Gefahr." — „Mein Glaube ist die Triebfeder, um mich für mich und für andere zu sorgen.")

> **Gibt es für Sie so etwas wie ein Lebensmotto?** (Dazu Patienten: „Schlafen, daß das eine Auge das andere nicht sieht." — „Alles, was einen Anfang hat, hat auch ein Ende." — „Was du gibst, wirst du behalten, was du behältst, wirst du verlieren." — „Ich will leben — für mich selber!" – „Ich mußte früh mit anpacken." — „Man muß alles mit sich ausmachen." — „Man muß auf die eigene innere Stimme hören." — „Man muß immer wieder neuen Mut fassen." – „Man sollte sich von anderen anspornen lassen, ohne die eigenen Maßstäbe zu vernachlässigen." — „Glück bedeutet Harmonie, Harmonie bedeutet Zufriedenheit, Zufriedenheit bedeutet Schmerzakzeptanz, Schmerzakzeptanz bedeutet Schmerzüberwindung!" – „Religion, Erziehung, Lebensumstände: Alles ist wichtig!")

2. Einstiegsthema: Lebensbilanz – Oder: Lebensziele im Wandel

Hintergrund und Ideen zur Einführung

Es ist ein ebenso natürlicher wie teilweise unbemerkter Prozeß, daß sich die Schwerpunkte in unserem Leben im Laufe der Zeit verändern und wir uns daher immer wieder neue Ziele suchen. In unserer Gesellschaft ist das Älter-Werden — speziell in Verbindung mit Krankheit scheinbar zwangsläufig gekoppelt mit einem Abschied auf Raten. Ohne lange überlegen zu brauchen, berichten Patienten spontan von allem, was sie „nicht mehr können" oder „aufgeben müssen" mit einem Gefühl des Verlusts — oft sogar mit Verbitterung.

Durch die Krankheit fühlen sich viele Patienten unfreiwillig „ausgebremst" aus dem Fluß der Alltagsaktivitäten, Pläne und Ziele. Speziell der Aufenthalt im Krankenhaus — weg von der geliebten Vertrautheit des Zuhauses führt zu Gedanken über den bisherigen Lebensverlauf und die Perspektiven für die Zukunft. Gerade mit zunehmendem Alter kommen Überlegungen ins Bewußtsein, daß das Gesund-Werden nicht mehr selbstverständlich ist, daß die verbleibende Lebenszeit knapp zu werden scheint und die Möglichkeiten, eigenen Freiraum zu genießen (im direkten wie auch im übertragenen Sinn) sich einengen. Mit dem Verlust der Gesundheit geht bei vielen Menschen der Eindruck einher, es schlechter getroffen zu haben als alle anderen. Das Hadern mit dem eigenen Schicksal und der Neid auf das, was andere Menschen besitzen, sind häufige Folgen.

In der Gesprächsgruppe haben die Teilnehmer Gelegenheit, sich bewußt zu machen, daß sie im Verlauf ihres Lebens bereits mehrfach Richtungsänderungen ihrer Lebensziele vorgenommen haben, ohne jedes Mal mit Wehmut zu reagieren. Im Wandel der Zeit setzen wir unterschiedliche Prioritäten und wenden unsere Aufmerksamkeit damit verschiedenen Themen und Menschen zu. Viele Ziele von gestern erscheinen uns heute als überflüssig, lächerlich, überholt etc. Die Erkenntnis, daß weder das Festhalten an früheren Ziele in jedem Fall günstig, noch das Formulieren neuer Ziele unmöglich ist, kann Zweck dieses Einstiegsthemas sein.

Darüberhinaus können die Teilnehmer sich in der Gesprächsgruppe bewußt machen, daß das Erreichen eigener Ziele sich an jedem Tag — oft unbemerkt – in Kleinigkeiten des Alltags abspielt. Welche Prioritäten und Möglichkeiten zur Verwirklichung kleiner und größerer Ziele der Einzelne setzt, kann in der Gruppe thematisiert werden. Denn je bewußter ich meine Pläne schmiede und Entscheidungen treffe, desto stärker befriedigend kann ich mein Leben gestalten.

Um der Ausbreitung depressiver Bewertungen entgegen zu treten, ist es daher wichtig, in der Gruppe auszutauschen, was im bisherigen Lebensverlauf gelungen ist. Hierdurch können die Teilnehmer sich lösen von den augenblicklich im Vordergrund stehenden (körperlichen) Defiziten und andererseits ihr Augenmerk auf die subjektiv wichtigen Dinge lenken, die die Lebenszeit ab sofort prägen soll.

In der Gesprächsgruppe können die Teilnehmer sich an die Erfolge und Pluspunkte in ihrem Leben erinnern und sie neu in den Vordergrund ihrer Aufmerksamkeit rücken. Sich über die gegenwärtige sowie frühere Bewertungsmaßstäbe bewußt zu werden, ist inhaltliches Ziel — im Austausch mit der Meinung der anderen Teilnehmer.

Im Folgenden werden zu diesem Einstiegsthema beispielhaft formulierte Fragen und die dazu gegebenen Antworten der Patienten dokumentiert:

➢ ***Was kann so bleiben, wie es ist ?*** (Dazu Patienten: „Die Familie ist gleich geblieben!" — „Ich war immer schon sehr resolut." — „Kontaktfreudigkeit." — "Unternehmungslust." — „An die frische Luft gehen.")

➢ ***Welche Ziele hatten Sie früher? Oder: Wie sehen Ihre Ziele unabhängig von der Krankheit aus?*** (Dazu Patienten: „Reisen." — „Spaß haben." — „Leute kennenlernen." —„Lesen." — „Ich hatte überhaupt keine Ziele." — „Theaterabonnement." — „Gymnastik." —„Vertrauen." – „Ich wollte bloß nie so werden, wie meine eigene, wehleidige Mutter." – „Vor allen Dingen wollte ich keinen Ärger haben." – „Nie vergessen, für andere kleine Geschenke zu machen.")

➢ ***Welche Ziele haben Sie heute? Oder: Welche Ziele stehen zur Zeit für Sie im Vordergrund?*** (Dazu Patienten: „Ich will zäher werden." – „Vor allem geduldiger werden." – „Man müßte erfahrener werden." – „Man darf die Geduld nicht verlieren" – „Ich möchte für andere Vorbild sein." – „Wir können doch alle unsere Lebenserfahrung beisteuern. – „Das Wichtigste ist mir, daß ich weiterhin meine gesellige Treffen pflegen kann." – „Man braucht eine bessere Zeitplanung." – „Ich lasse mir von anderen keinen Befehlston mehr bieten." – „Ich versuche, alles in Güte zu regeln." – „Ich mache keine langfristigen Pläne mehr. Ich plane nur noch für den jeweiligen Tag!" – „Man muß sich ablenken, wenn das Grübeln droht." — „Zurück zur Familie und zurück zur Selbständigkeit. Das sind meine Ziele." — „Zuhause habe ich mehr Halt und mehr Aktivitäten." — „Ich mache das alles für meine Kinder und Enkel-

kinder." – „Daß ich alle denkbar möglichen Rehabilitations-
maßnahmen wahrnehmen kann." – „In Bewegung sein." –
„Wieder aktiv sein." – „Nach dem Motto: Ich will leben!" –
„Ich bin neugierig!" – „Ich würde alles noch mal so machen,
wie es gelaufen ist!" – „Das Leben soll wieder so werden wie
früher." –„Ich will mich mehr anderen Menschen widmen." –
„Ich will ein guter Mensch werden." – „Erst mal werde ich in
der Therapie gut mit machen, um Fortschritte zu ermöglichen."
–„Ich habe nicht mehr so einen Putzfimmel wie früher." – „Ich
will es wieder zuhause alleine schaffen." – „Ich stelle mir Hilfe
durch ambulante Pflege vor." – „Im Heim hoffe ich, mehr Ge-
borgenheit zu empfinden, daß ich da besser aufgehoben bin.")

> **Wie verwirklichen Sie Ihre Ziele?** (Dazu Patienten: „Ich
setze mir keine Ziele mehr, so lange alles so unsicher ist, sondern versuche, Tag für Tag zu bewältigen." – „Ich muß nicht
mehr alles so genau nehmen, das merke ich im Vergleich zu anderen." – „Geduld war für mich von eh und je ein Fremdwort.
Ich pflege meine guten Freundschaften — suche dort in Gesprächen Zerstreuung." – „Zu große Probleme und Befürchtungen
schiebe ich beiseite — wie einen großen Wäschekorb! Ich hole
mir die Sachen „zum Bügeln" dann einzeln hervor.")

> **Welche Wünsche können Sie für die Zukunft formulie-
ren?** (Dazu Patienten: „Humor." – „Freunde." – „Alte Filme." –
„Zeit für sich." – „Schlafen." – „Wenig an die Krankheit den-
ken." – „Ausflüge." – „Krimis im Fernsehen sehen." – „Lesen."
– „Abschalten." – „Musik aufnehmen" – „Musik hören." –
„Umherfahren — zur Abwechslung." – „Innere Befriedigung." –
„Ich würde mir gerne Schönes ansehen — zum Beispiel Häu-
ser." – „Gesellschaftsspiele spielen." – „Daß ich mich besser
durchsetzen könnte." – „Ich werde jetzt einen Balkon haben.
Das ist herrlich! Ich werde draußen sitzen können. Die letzten
Jahre war ich eingesperrt." — „Ich werde Kraft haben müssen..
.wird schon werden.")

> **Worauf werden Sie in der Zukunft Wert legen?** (Dazu
Patienten: „Ich werde wert darauf legen, viel mit anderen zu
sprechen." — „Sich nicht aufzugeben, ist mein Leitsatz." – „Ich
werde versuchen, mich am Riemen zu reißen." – „Der Wille ist
da, etwas zu bewerkstelligen." — „Ich muß noch lernen, Kritik

üben zu können." — „Es wäre schön, schlagfertig zu sein." — „Ich will mir den Humor bewahren." — „Hauptsache, ich werde in der Familie ernst genommen." — „Sich gut anziehen — wie früher, ist mir wichtig." — „An allem interessiert bleiben. — „Ruhiger werden und zufriedener." — „Daß ich keine Scham mehr empfinde, wenn andere mir helfen müssen." — „Ich muß mich an dieses ewige Langsamer und Geduldiger gewöhnen." — „Ich habe mir vorgenommen, mir Listen zu machen über meine Tagespflichten." — „Hilfe annehmen, ohne zu meckern." – „Nur heute und morgen sehen." — „Ich möchte meine Wohnung umgestalten." — „Es ist entscheidend, kleine Fortschritte an sich zu beobachten und die eigene Neugier zu behalten.")

> *In welchen Punkten hat sich Ihr Lebensentwurf erfüllt?* (Dazu Patienten: „Meine Frau und ich sind gleichberechtigte Partner. Das ist besser als bei anderen Paaren, die ich sehe.")

> *Welche Ziele haben Sie bisher erreicht?* (Dazu Patienten: „Als Frau habe ich eigene Bedürfnisse zurückgestellt. Ich wollte eine Familie gründen Ich habe mich um alles gekümmert. Rückblickend ziehe ich eine positive Bilanz.")

> *Konnten Sie je verwirklichen, was in Ihnen steckt?* (Dazu Patienten: „Dadurch daß ich geheiratet habe, konnte ich beruflich nicht alles verwirklichen, aber ich habe es nicht bereut." — „Ich habe heute kein Nachholbedürfnis, weil ich früher alles ausleben konnte, was mir Spaß gemacht hat.")

> *Verlangt die Krankheit einen Neuanfang oder sollte man versuchen, so weiter zu machen wie bisher?* (Dazu Patienten: „Ich habe meinen Galgenhumor zur Ablenkung, um in der Gegenwart zurecht zu kommen, um nicht zu verzweifeln." — „Ich habe noch Glück gehabt im Vergleich zu anderen. Daher: Hoffnung ist da."— „Ich merkte plötzlich: Die Familie gibt mir viel Liebe und viel Kraft."

3. Einstiegsthema: Lebenswillen stärken – Oder: Selbstbestimmtes Leben und Selbstwirksamkeit

Hintergrund und Ideen zur Einführung

Die Unmöglichkeit, es allen recht zu machen, ist jedem bekannt. Dennoch gibt es viele Menschen, die unbewußt nach diesem Grundsatz handeln. Gerade Menschen, die sich selbst wenig zutrauen, nicht auffallen möchten und dazu neigen, sich schnell unterzuordnen, neigen eher zu diesem Verhalten als Menschen, die gewohnt sind, weitgehend selbstbestimmt zu entscheiden.

Die Krankheit hat die Kräfte geschmälert. Sich in einer Klinik als Patient wiederzufinden, erfüllt viele mit erhöhter Unsicherheit und dem Eindruck, nichts mehr zu sagen zu haben.

Krankheit im höheren Lebensalter löst darüberhinaus nicht selten Gedanken an den nahenden Tod aus. Das Thema der Endlichkeit des Lebens steht plötzlich im Raum. Einige Patienten entwickeln die Befürchtung, daß mit der Krankheit der Anfang vom Ende eingeläutet worden sei. Der Lebenswille nimmt infolgedessen bei Einigen stärker ab, als das körperliche Beschwerdebild es erfordern würde.

Die Verantwortung für die Wiederherstellung ihrer Gesundheit geben viele Patienten an die Ärzte als Experten ab. Daß jeder jedoch ein großes Maß an Selbstwirksamkeit in sich trägt und im Heilungsprozeß mobilisieren kann, ist für viele neu.

In der Gruppensitzung geht es darum, die eigene Selbstwirksamkeit und —bestimmung bewußt zu machen, um sie gezielt zu steigern.

Ziel des Einstiegsthemas kann es sein, unnötige Abgabe an Selbstverantwortlichkeit aufzustöbern, Ansätze zu mehr Durchsetzungsvermögen zu verstärken bzw. bewußt zu machen, um diese gezielter im Alltag einzusetzen.

Viele Patienten glauben, mit der Krankheit hätten sie gleichzeitig ihre gesamte Seelenstärke eingebüßt.

In der Gruppe kann versucht werden, die verschütteten Energien der Seele erneut an die Oberfläche zu holen.

Wenn die Aufmerksamkeit vom körperlichen Beschwerdebild abgelenkt und zu den Quellen der psychischen Energie hingelenkt

wird, können die Teilnehmer das vielfach negativ verzerrte Selbstbild korrigieren und sich in Teilen als unversehrt, kraftvoll und
stark erleben.

*Im Folgenden werden zu diesem Einstiegsthema beispielhaft
formulierte Fragen und die dazu gegebenen Antworten der Patienten dokumentiert:*

> **Wie erhalten Sie sich Ihr Selbstbewußtsein?** (Dazu Pa-
tienten: „Ich werde auf alle Fälle weiter Feiern besuchen." –
„Man muß sensibler werden — für sich und andere." — „Ich will
mir mehr überlegen, was ich für andere tun kann." — „Meine
Schwiegermutter saß zum Schluß nur noch im Stuhl und war
blind. Aber sie sagte immer: 'Beten kann ich noch! '")

> **Wer oder was können helfen, das Selbstbewußtsein zu
stärken?** (Dazu Patienten: „Intakte Familie." — „Arbeitspro-
zeß." — „Sich über den eigenen Wert bewußt sein." — „Jeder
Topf findet seinen Deckel!" — „Humor." —„Klare Informationen
über die Krankheit." — „Eigene Zuversicht." _ „In diesem Kreis
lacht keiner über den anderen!" — „Mein Mann ist eine große
Stütze und hilft mir jetzt bei der Hausarbeit, macht Einkäufe.
Ohne ihn wüßte ich gar nicht, was ich machen soll." — „Ich bin
aus meiner Wohnung weg in eine betreute Wohnanlage. Ich
finde das gut. Man hat Hilfe bei Bedarf. Das ist eine Befreiung
von einer Last, und kulturelle Veranstaltungen werden ins Haus
gebracht.")

> **Was hilft Ihnen in der Gegenwart, daß Sie sich stark
fühlen?** (Dazu Patienten: „Wenn mir jemand Komplimente
macht." — „Mit jemandem sprechen können." — „Ich denke
dann immer: Das geht vorüber." — „Man freut sich über stei-
gende Anforderungen in der KG." [Hohe Anforderungen be-
deuten Fortschritte.]— „Man muß überall selbst hinterher
sein.")

> **Wie können Sie Ihre Selbstheilungskräfte aktivieren?**
(Dazu Patienten: „Ich bin schüchtern gewesen. Das Leben hat
mich geformt. Ich bin mit den Anforderungen gewachsen." —
„Man muß aufpassen, daß man sich nicht selbst in die Ecke
stellt.")

> **Wie beschaffen Sie sich Informationen?** (Dazu Patienten:
„Man muß sich zusammenreißen, um voran zu kommen — nicht

immer klingeln, sondern selbst aktiv sein." — „Ich gehe direkt auf die Ärzte zu, lasse mir alles erklären. Das muß ich doch alles wissen!")

> **Wahrscheinlich denken Sie oft: „Ich bin nicht zu beneiden?" – Oder? Worum könnten Sie andere heute beneiden?** (Dazu Patienten: „Ich bin eigentlich ganz stolz auf mich." – „Ich bin immer noch neugierig." – „Ich habe meinen Humor wiederentdeckt." – „Meine Bekannten sind mein innerer Halt." – „Durch meine Familie bekomme ich Hilfe und habe Vertrauen." – „Um meine beiden Söhne." – „Eindeutig um meinen Ehemann." – „Mein schönes Zuhause." -„Ich habe liebe Hilfe im Haushalt." – „Ich habe einen starken Willen." – „Die Aufgeschlossenheit anderen gegenüber ist es." — „Ich kann eine bessere Bilanz ziehen als mancher andere." – „Meine Familie.")

> **Was sagen Sie zu sich selbst, wenn Fortschritte ausbleiben?** (Dazu Patienten: „Die Vergleichsgröße muß sein: Man selbst vor einigen Wochen." — „Ich gebe mir selber eine gute Erfolgsprognose und sage mir: Anderen geht es schlechter!")

> **Welche Erwartungen haben Sie?** (Dazu Patienten: „Ich plane meinen Tag, lebe nicht in den Tag hinein." — „Ich mache weiter. Das Leben lohnt sich.")

> **Das <u>Schönste</u> am Älter-Werden ist?** (Dazu Patienten: „Das Oma-Sein, das ist mit Abstand das Schönste.")

> **Was würden Sie tun, wenn Sie einen Wunsch frei hätten?** (Dazu Patienten: „Alles, was passiert, verdauen zu können.")

> **Worauf freuen Sie sich?** (Dazu Patienten: „Partnerin." — „Kinder." — „Enkelkinder." — „Gesundheit.")

> **Was können Sie noch?** (Dazu Patienten: „Anderen helfen können." — „Lachen." — „Sich selbst helfen, um gesund zu werden.")

> **Wie würden Sie sich rückblickend früher beschreiben?** (Dazu Patienten: „Ich war immer der Motor der Familie!" — „Mutter machte das schon!" – „Umsichtig" – „Jemand, der zupackt, wenn's nötig ist!" – „Impulsiv".)

> **Welches sind Ihre besten Eigenschaften?** (Dazu Patienten: „Der einzig verläßliche Mensch bin ich selbst!")

➢ **Wie wecken Sie in sich Ihre Stärke?** (Dazu Patienten: „Ich will es einfach wieder schaffen." – „Es ist meine eigene Wertschätzung." — „Ich werde es euch zeigen!" — „Depression wäre meine Untergang!" – „Trotz der Kinder bin ich allein. Ich sage mir: Sorg' dafür, daß du zurecht kommst!" — „Ich hab' schon viel allein geschafft. Ich habe so viel eigenen Mut entwickelt." — „Ich spreche mir Mut zu. Ich tröste mich selber." – „Der Wille zu leben, gibt mir Kraft. Man muß sich selber motivieren.")

➢ **Wie machen Sie sich selber Mut?** (Dazu Patienten: „Ich sage zu mir selber: Du kannst noch einige Jahre so leben." „Mein Mann glaubte, ich würde allein nicht zurecht kommen. Ich habe es trotzdem geschafft!" – „Ich bin zufrieden, was ich im Leben erreicht habe." — „Anderen geht es schlechter." – „Wenn ich sehe, daß es wieder klappt." – „Ich bin ein zuversichtlicher Mensch." – „Irgendwann werde ich wieder vom Grau ins Helle treten." – „In meinen Träumen habe ich wieder mit Freunden 'rumgetobt — gut gelaunt Blödsinn gemacht — wie in meinem Wunschbild." – „Ich bin nicht die Hilflose. Ich muß anderen einen Rat geben!" – „Wenn ich sehe, daß es wieder klappt ... ich bin ein zuversichtlicher Mensch.")

➢ **Früher/ heute: Was war schöner?** (Dazu Patienten: „Wandern war das Köstlichste!" – „Samstag Pflicht — Sonntag Freizeit!" – „Ich bin gerne allein." – „Bekannte reißen mich mit." – „Camping." – „Singen." – „Theaterspielen." – „Kinder betreuen." – „Nähen." – „Handarbeit." – „Sport." – „Lesen." – „Rätsel raten." – „Kochen." – „Ich kenne keine Freizeit — sondern Hausarbeit." – „Bildzeitung und Bier." – „Fernsehen: Krimis, Natursendungen, Ohnsorg-Theater." – „Mittagsschlaf" – „'Raus gehen." – „Kochrezepte sammeln." – „Reisen" – „Sich unterhalten." – „Lachen." – „Aus dem Fenster gucken." – „Besuch haben." – „Man hat alles so sehr als selbstverständlich hingenommen. Das ist jetzt anders..." – „Ich kann noch lesen. Das ist ein großes Geschenk. Und das nimmt man leider als ganz selbstverständlich hin.")

➢ **Wie möchten Sie sterben, wenn Sie es sich wünschen könnten?** — (Dazu Patienten: „Ohne Schmerz, einfach einschlafen." — „Im Krankenhaus sein." — „Allein sein." — „Angehörige sollten dabei sein." — „Man weiß erst, was man möchte, wenn es soweit ist".)

V. Themenkomplex: Soziales Rollenverhalten

In diesem Themenkomplex werden Fragen zum Umgang mit anderen (Angehörigen, Freunden, Fremden, Autoritätspersonen etc.) erörtert – speziell im Vergleich zwischen vor und nach dem Krankheitsereignis.
Ein gravierendes Krankheitsereignis, das die Notwendigkeit eines Krankenhausaufenthaltes mit sich bringt, löst bei vielen Menschen Unsicherheiten im Sozialverhalten aus. Sie fühlen sich als nicht mehr vollwertige oder unattraktive Gesprächspartner für ihre Angehörigen und haben Angst, ihnen „zur Last zu fallen". Rückzugsverhalten mit depressiven Reaktionen sind daher keine seltenen Folgeerscheinungen.

In der Gesprächsgruppe wird das Sozialverhalten der Patienten vor und nach dem Krankheitsereignis thematisiert und nach entlastenden Wegen für den Einzelnen für befriedigende Kontakte gesucht.

Befürchtete oder erwünschte Veränderungen bei den Sozialkontakten können nach dem Krankheitsereignis vielschichtig sein:

Viele Patienten erleben einen größeren Wunsch nach Rückzug oder Reduktion der Kontakte auf wenige, eng vertraute Personen.

Andere leiden stärker als bisher unter ihrer Vereinsamung und sehen keine Chance, angesichts der eingeschränkten Fähigkeiten neue Kontakte aufzubauen oder alte wiederzubeleben.

Wieder andere sehen die Problematik in veränderten sozialen Rollen in der Partnerschaft oder der Familie, sofern die Restsymptomatik auch nach der Entlassung von allen Beteiligten verlangt, Verantwortung, Entscheidungen oder Handlungen entgegen der Gewohnheit neu zu verteilen.

Neben den unmittelbar spürbaren Krankheitssymptomen treten bei einem notwendigen Klinik- und Rehabilitationsaufenthalt häufig zusätzliche Belastungen im sozialen Kontakt auf:

Der Krankenhausaufenthalt verlangt eine große Anpassungsfähigkeit vom Patienten in Bezug auf den aufgezwungenen Tages-,

Nachtrhythmus mit festen Schlaf- und Wach-, Essens- und Thera-piezeiten und stellt eine große Herausforderung dar, mit verschie-densten Berufsgruppen (Ärzten, Pflegepersonal, Therapeuten) be-friedigend zu kommunizieren. Vielfach wird der Bettnachbar als unsympathisch, störend oder fordernd erlebt, was zu weiteren Schwierigkeiten führen kann.

Darüberhinaus kann sich das Problem der neuen Rollenvertei-lung zwischen dem Patienten und seinen Angehörigen entwickeln.

Im Zuge von hirnorganischen wie auch motorischen Beein-trächtigungen ist es für die meisten Patienten unumgänglich, Hilfe von außen anzunehmen. Für sehr viele Menschen bedeutet es eine Demütigung, ihre Selbständigkeit unfreiwillig einzubüßen, sie fühlen sich ausgeliefert und haben Angst vor Bevormundung.

Die scheinbar zwingenden sozialen Rollen, die Helfer und Hilfsbedürftiger zugewiesen bekommt, können in der Gesprächs-gruppe thematisiert und z.T. relativiert werden. Die Gesprächs-gruppe soll helfen, die Affekte, die im sozialen Kontakt geweckt werden, ernst zu nehmen und über Reaktionsmechanismen nach-zudenken. Viele Patienten glauben, nach dem Krankheitsereignis in eine passiv-duldende Rolle gezwungen zu sein. Sie können sich in der Gruppe wieder neu als lebendig agierend erleben und trauen sich vielfach nach lange Zeit erstmalig wieder zu, Gefühlsregungen wie Freude, Zorn oder Trauer offen zu zeigen.

1. Einstiegsthema: Hilfe annehmen/Hilfe geben

Hintergrund und Ideen zur Einführung

Ein immer wiederkehrendes Thema für die Patienten ist die eigene mangelnde Akzeptanz ihrer Rolle als Hilfsbedürftige.

Unter welchen Bedingungen es tolerierbar ist, Hilfe anzuneh-men, kann in der Gesprächsgruppe besprochen werden.

Die spontane Stellungnahme vieler Teilnehmer, es sei un-problematisch, anderen zu helfen aber äußerst unangenehm, von anderen Hilfe anzunehmen, ist dabei Ausgangspunkt der Überle-gungen.

Im Folgenden werden zu diesem Einstiegsthema beispielhaft formulierte Fragen und die dazu gegebenen Antworten der Patienten dokumentiert:

➤ ***Was ist so schwer daran, sich helfen zu lassen?*** (Dazu Patienten: „Man muß lernen zu bitten. Das ist mir am Anfang auch sehr schwer gefallen." — „Die Leute haben alle einen Wagen. Jetzt, wo ich vorne sitzen muß wegen meines Knies, nimmt mich keiner mehr mit: Die Partner wollen nicht hinten sitzen. Es ist ein Teufelskreis." — „Ich als Behinderte muß auf andere zugehen. Selten geschieht es anders herum. Immer muß man bitten." — „Meine Kinder kann ich nicht fragen. Die haben doch ihr eigenes Leben, ihre eigenen Probleme..." — „Man will sich selbst nicht ganz aufgeben." – „Abhängig zu sein ist schlimm, man muß sich stets neu einstellen und erklären, weil ständig jemand Neues kommt." – „Sich helfen lassen zu müssen, ist sehr schwierig, wenn man früher alles allein gemacht hat!" – „Mehr als zwei oder drei Mal kann ich nicht fragen. So ein Typ bin ich nicht." – „Einfach ist es für mich eigentlich nur, meine Kinder um Hilfe zu bitten.")

➤ ***Welche Vorteile sehen Sie, wenn Sie andere um Hilfe bitte(n müssen)?*** (Dazu Patienten: „Wenn ein befreundetes Ehepaar mal zu Besuch kommt, dann ist das immer wie Medizin. Danach geht es mir so gut. Das brauchen nur so zwei, drei Stunden zu sein. Ich brauche keine so hoch intellektuelle Unterhaltung." — „Man ist doch immer wieder erstaunt, daß Hilfe eigentlich nie verweigert wird. Man muß zwar fragen, aber dann..." – „Ich würde alles, ich würde jede Bitte annehmen." — „Es ist wunderbar, zur jungen Generation noch Kontakte zu haben" — „Erst seit ich so krank bin, kommt mich meine Enkeltochter ab und zu besuchen...")

➤ ***Was ist so verlockend daran, sich lieber zu überfordern, als sich helfen zu lassen?*** (Dazu Patienten: „Man will sich einfach selber beweisen, daß man es noch kann" – „Ich kann mir so meinen Stolz auf mich selbst erhalten" – „Es ist manchmal wichtig für das Selbstbewußtsein". – „Es ist mir wichtig, nicht von anderen beherrscht zu werden." — „Ich will ja keinen überlasten." — „Ich habe Angst, von anderen Vorwürfe zu bekommen.")

> *Welche <u>Nachteile</u> sehen Sie, wenn andere Sie um Hilfe bitten?* (Dazu Patienten: „Der Ton macht die Musik! Wenn ich helfe, möchte ich das aus freien Stücken tun, nicht weil es mir befohlen wird!" — „Es darf nicht zur Dauerbelastung werden." — „Ich habe zwei Jahre meinem Mann geholfen. Es hat viel Kraft gekostet.")

> *Gibt es erfolgreiche Strategien, wie man um Hilfe bitten kann?* (Dazu Patienten: „Entscheidend ist es, ob der Helfende liebevoll ist oder nicht." — „Ich habe die Erfahrung gemacht, daß ich selbst organisieren muß, wer mir hilft. Und wenn ich etwas von jemandem will, dann darf ich ihn nicht überraschen. Ich rufe vorher an." — „Ich habe meinen Freundeskreis organisiert: Der eine wäscht die Wäsche für mich, der andere macht die Besorgungen. Außerdem bekomme ich häufig Besuch. Und ich habe ja auch ein Notrufsystem in der Wohnung.")

> *Welche angebotene Hilfe können Sie annehmen?* (Dazu Patienten: „Die Hilfe muß aus der Familie kommen." — „Wenn es sich um eine vertrauensvolle Beziehung handelt." — „Wenn ich das Gefühl habe, der andere hilft gern."- „Man muß erfinderisch werden." — „Morgens tut mir der Po weh und die Beine. Wenn man mir dann hilft, ist der Tag gerettet." — „Ein freundliches Wort tut gut — vor allem, wenn es regelmäßig kommt." — „Ich habe meine Familie, aber bei nötiger Hilfe nehme ich doch lieber das Krankenhaus in Anspruch, damit meine Familie meinen Kummer nicht sieht.")

> *Welche Reaktionen erleben Sie von anderen?* (Dazu Patienten: „Am schlimmsten ist es, daß die Hilflosigkeit ausgenutzt wird. Das macht Wut und Angst!" — „Wer nicht in meiner Haut steckt, hat gut reden." — „Als leidende Mutter werde ich von meinen Kindern nicht gehört. Nur als Funktionierende werde ich gewünscht."

> *Gibt es von anderen mehr Mitleid als Verständnis?* (Dazu Patienten: „Die anderen sind frech." — „Ich erwarte von der Welt, würdevoll behandelt zu werden und freundlich.")

> *Haben Sie selbst Vorurteile gegenüber anderen kranken Menschen?* (Dazu Patienten: „Ich habe heute mehr Verständnis für die Schwäche und Erkrankungen anderer.")

> **Kennen Sie den Satz: „Für meine Familie soll ich einfach wieder so sein wie früher — gesund."** (Dazu Patienten: „Ich bekomme keine Schuld für meine Krankheit von meiner Familie zugewiesen." — „Es gibt aber auch viel Hilfsbereitschaft bei jungen Menschen." — „Ich bekomme freiwillige Unterstützung von der Familie: Ich werde Tag und Nacht von Tochter und Enkelin betreut.")

2. *Einstiegsthema: Was andere über meine Krankheit wissen sollten*

Hintergrund und Ideen zur Einführung

Dieses Einstiegsthema beschäftigt sich mit den eigenen sozialen Qualitäten und den extra- bzw. introvertierten Anteilen. In der Gesprächsgruppe werden die Teilnehmer ermutigt, über sich selbst ein Bild zu entwerfen. Dabei stellen viele ganz erstaunt fest, daß sie sich selbst sympathisch sind, was verloren geglaubtes Selbstwertgefühl und soziale Kompetenzen fördern kann.

Teilweise unbewußt und unbemerkt verändern nämlich Patienten ihr eigenes Sozialverhalten (häufig in Richtung auf mehr Ängstlichkeit, Gehemmtheit, Rückzug) mit dem Tag des Krankheitsereignisses. Was sie wahrnehmen, ist ein ihnen fremdes Sozialverhalten der anderen. Im Ergebnis stellen sich z.T. unbefriedigende Kontakte dar, es treten Mißverständnisse auf: Statt gewünschter Nähe resultiert Distanzerleben.

Durch die Krankheit erleben sich viele Patienten als Menschen mit anderen Interessen, anderen Schwerpunktsetzungen, anderen Bedürfnissen etc.

Aber auch der Körper hat sich z.T. verändert, sieht anders aus, fühlt sich anders an, verfügt über einen anderen Kräftehaushalt.

Das kann im Umgang mit anderen Menschen in zweierlei Hinsicht zu Problemen führen:

Einige Patienten leiden darunter, daß sie genauso behandelt werden wie vor der Krankheit. Sie fühlen sich überfordert und haben das Gefühl, ihre neue wahre Identität verbergen zu müssen, um akzeptiert zu werden.

Andere Patienten leiden darunter, daß sie plötzlich ganz anders behandelt werden als vor der Krankheit: Überfürsorgliches, bevormundendes, schonendes Verhalten der anderen kränkt sie, da sie sich nicht mehr in die Gruppe der „normalen" Menschen integriert sehen.

Beobachtungen und Wünsche an die soziale Umwelt können in der Gesprächsgruppe diskutiert werden. Die Idee, Angehörige und Freunde über die neue Situation zu informieren, ist für viele Teilnehmer eine neue, faszinierende Möglichkeit, um sich zu entlasten und befriedigende Kontakte zu ermöglichen.

Im Folgenden werden zu diesem Einstiegsthema beispielhaft formulierte Fragen und die dazu gegebenen Antworten der Patienten dokumentiert:

➤ ***Was macht es so schwer, über die Krankheit sprechen?*** (Dazu Patienten: „Schwer ist, daß man nicht mehr so kann wie man möchte." — „Daß man manche Aufgaben nicht mehr erfüllen kann." — „Am liebsten spricht man gar nicht darüber!")

➤ ***Fehlt es anderen an Verständnis?*** (Dazu Patienten: „Es kommt mir vor, als müsse ich mich häuten, damit die anderen mich noch annehmen können." — „Die Reaktion meiner Partnerin ließ mich das Vertrauen verlieren: Sie versteht mich nicht.")

➤ ***Wie äußern Sie sich, wenn Sie zufrieden sind?*** (Dazu Patienten: „Bin zufrieden mit der Behandlung. Sage mir immer, daß es hätte schlimmer kommen können. Ich versuche mit meiner Krankheit zu leben.")

➤ ***Was ärgert Sie im Umgang mit anderen?*** (Dazu Patienten: „Ich muß beim Treppensteigen, U-Bahn-Fahren auf meine Behinderung aufmerksam machen." — „Andere ziehen sich zurück — gehen auf Distanz." — „Viele nehmen gar keine Rücksicht: Zum Beispiel Familienmitglieder. Die sollen keinen Pfennig mehr bekommen!")

➤ ***Was tut Ihnen im Gespräch nicht gut?*** (Dazu Patienten: „Man neigt dazu, sich zu vergleichen mit anderen im gleichen Alter." — „Die dunkelsten Sachen mache ich mit mir aus, die behalte ich für mich — schon immer. Die anderen tratschen nur darüber." — „Ich möchte nicht, daß zum Beispiel meine Nachbarn mit mir Mitleid haben." — „Die Angst, von anderen nicht für voll genommen zu werden!" — „Andere müßten mehr zuhören.")

➢ **Wie gehen andere mit Ihnen jetzt um, wo Sie nicht mehr alles alleine machen können?** (Dazu Patienten: „Über das Thema wollen wir am besten gar nicht sprechen. Man beginnt, an sich selbst zu zweifeln. Die Unsicherheit macht am meisten Angst."- „Die Behandler widersprechen sich. Das flößt mir Angst ein." – „Ich fühle mich schutzlos. — „Andere kränken mich." – „Ich habe ständig Angst, als Simulant verdächtigt zu werden, weil man mir die Krankheit nicht ansieht." – „Es ist schwer, die Hilfe im Haushalt anzunehmen, weil andere es eben anders machen als gewohnt!" — „Von meiner Tochter kam immer nur: 'Aber Mutti, du mußt!'.")

➢ **Appellieren andere manchmal an Sie, Sie sollten „nicht so wehleidig sein"?** (Dazu Patienten: „Man muß lügen, um zurecht zu kommen im Leben. Wer ehrlich ist, hat keine Chance. Deshalb sage ich nur noch allen: Mir geht's gut." — „Das sind so ernüchternde Erfahrungen, die man macht.")

➢ **Was hindert Sie, Ihre Bedürfnisse offen anzusprechen?** (Dazu Patienten: „Ein häufiges Gefühl, gekränkt zu sein durch andere." — „Angst vor Vertrauensmißbrauch." — „Angst vor Aggressionen." — „Gefühl, am kürzeren Hebel zu sitzen." — „Durch die Krankheit bin ich dünnhäutiger geworden." — „Ich habe die Kraft nicht mehr die ich brauche: Mein Arzt sagt, ich soll Geduld haben. Meine Tochter sagt, ich soll mich zusammen nehmen. Ich weiß nicht mehr, was ich glauben soll." — „Ich halte mich zurück, wenn ich auf Widerstand stoße; aber es tut doch weh." — „Mehr Transparenz macht angreifbar." — „Ärger sollte man drei Mal in sich 'reinfressen und 'runterschlucken – nach dem Vorbild des Dampfkesselprinzips. Deshalb muß man auch ab und zu mal explodieren." — „Man sollte schon lieber alles mit sich selber abmachen — bis hin zu körperlichen Beschwerden, als so viel offen anzusprechen." — „Ich habe ja noch Pläne und Ideen. Ich kann sie nur nicht durchsetzen, weil ich nicht laufen kann." — „Meine Empfindungen sind tatsächlich ins Negative verzerrt; so fühle ich mich im Moment.")

➢ **Wie können andere bei der Krankheitsbewältigung helfen?** (Dazu Patienten: „Man braucht jemanden, der einen unterstützt." — „Meine Frau, meine Ärzte hatten Zeit, zuzuhören. —„Wichtig ist zu wissen, man hat jemanden hinter sich." – „Meine Stimmung ist unabhängig von körperlicher Krankheit: Meine Mutter war mir darin Vorbild!")

> *Was möchten Sie anderen erzählen?* (Dazu Patienten: „Ich mache Zettel für meine Kinder: Jedem seine Info. Die tauschen sich dann aus. Ich schreibe lieber; ich möchte nicht am Telephon weinen. Im Brief kann ich es besser formulieren." — „Ich telephoniere lieber. Ich brauche die Stimme."— „Ich möchte noch leben, habe selber Kontakt gesucht im Seniorenverein. Das funktioniert. Man *kann* einen alten Baum verpflanzen!")

> *Was erzählen Sie überhaupt von Ihrer Krankheit?* (Dazu Patienten: „Man darf nicht so viel über seinen Zustand jammern. Das schreckt die Leute ab, und keiner hat mehr Lust, mitzukommen." — „Ich versuche lieber, andere [Patienten] zu motivieren, selber am Heilungsprozeß aktiv mitzuarbeiten, als daß ich selber jammern würde." — „Man kann den Menschen schon ansehen, wie sie der Krankheit gegenüber stehen — auch ohne Worte." — „Liebe Menschen sind mir angenehm. Wer mich auslacht, dem sage ich nichts." — „Zumeist rede ich lieber über ablenkende Themen, um mich nicht nur krank zu fühlen.")

> *Ist es leichter, über körperliche oder seelische Probleme zu sprechen?* (Dazu Patienten: „Für Beschwerden wird nur ein bestimmter Zeitraum bereitgestellt. Es gibt hunderttausend schöne Dinge, über die man sich freuen kann." — „Nur über Krankheiten zu reden, schlägt mir aufs Gemüt!")

> *Mit wem können Sie am besten über die Krankheit sprechen?* (Dazu Patienten: „Am leichtesten ist das Gespräch mit Menschen, die ebenfalls die Krankheit hatten und so Mut machen." – „Die liebevolle Zuwendung vom Partner macht es mir leichter." — „Mit meinen Kindern kann ich alles besprechen." — „Meine Familie und Nachbarin helfen mir. Mein Sohn hat mir Mut gespendet; ich wollte nicht mehr leben." — „Nur die Enkelkinder haben mehr Verständnis für meine Krankheit, spüren meine Situation nach." — „In diesem Kreis lacht keiner über den anderen!")

➢ **Wie behandeln Sie Bekannte, Freunde, Angehörige bei ihren Besuchen?** (Dazu Patienten: „Meine Kinder: Jetzt besuchen sie mich sogar mehr, seitdem ich krank bin." — „Die Erfahrung als Mutter: Plötzlich fühlen die Kinder sich in mich hinein. Durch meine Krankheit werden sie ein Stück erwachsener." — „Ich habe keine Angst, von den anderen als eine Belastung angesehen zu werden. Eine Belastung bin ich erst dann, wenn ich mich selber aufgebe und nicht mehr vorankomme.")

➢ **Was tut Ihnen im Kontakt mit anderen gut?** (Dazu Patienten: „Wichtig ist bei meinen Kontakten das Mitteilen auch über meine Ängste aber auch über meine Fortschritte, um im Spiegel der Anderen meine Gefühle zu sehen." — „Das Erzählen gibt meinem inneren Erleben ein Ausrufungszeichen und gibt mir so Mut.")

➢ **Hat sich Ihr Verhalten verändert?** (Dazu Patienten: „Ich hatte schon immer Probleme, meine Meinung laut kund zu tun. — Da springt meine Tochter für mich ein." — „Ich versuche, so wenig wie möglich andere zu belasten, versuche selbst in meiner Sache voranzukommen.")

➢ **Wie schaffen Sie in Ihrer Umgebung eine positive Atmosphäre?** (Dazu Patienten: „Durch Niveau." — „Ich bin immer schon sehr friedliebend gewesen." — „Die Erfahrung durch den Beruf gibt Einem das nötige Handwerkszeug, mit anderen umzugehen." — „Man muß ausgleichen können." — „Man muß sich mal Luft machen." — „Man muß Nähe und Wärme spüren." — „Nicht die Häufigkeit [der Kontakte] ist wichtig. Die Innigkeit zählt.")

➢ **Tut es Ihnen gut, Ihre Gefühle anderen zu zeigen?** (Dazu Patienten. „Ich bin ruhiger geworden. Daher ernte ich jetzt auch mehr Verständnis." — „Man muß geduldiger sein." — „Je weniger temperamentvoll, desto besser." — „Ich habe jetzt eine größere Erkenntnis." — „Ich habe gelernt zu verzeihen." — „Man muß versuchen, mehr angenehme Situationen aufzusuchen, dann werden die Gefühle auch wieder positiver." — „Fremden eigene Gefühle zeigen, ist einfacher als bei der eigenen Familie." — „Vieles relativiert sich.")

➢ **Sagen Sie offen Ihre Meinung?** (Dazu Patienten: „Meine Tochter tut alles, hilft im Haushalt; aber wehe, wenn ich mal was sag': Ich muß kuschen. Aber in ein Altersheim will ich auch nicht." — „Oft gebe ich in Diskussionen nach und gehe Konflikten aus dem Weg.")

> **Wann verschließen Sie sich innerlich?** (Dazu Patienten: „Unter Streß" – „Wenn ich denke, alles muß schnell gehen" – „Wenn andere bestimmen" – „Wenn sich alles immer wieder verschiebt." — „Ich bin zu träge." — „Meine kreisenden Gedanken lösen es aus." — „Wenn man den Eindruck hat, man muß sich ins Schicksal fügen, kann es aber nicht." – „Wenn ich wie ein Kind behandelt werde." — „Wenn andere mich für nicht ganz normal halten." —„Wenn über mich bestimmt wird — wie früher meine Mutter! Dann reagiere ich trotzig, stur, mit Rückzug".)

> **Was macht Sie im Umgang mit anderen erfolgreich?** (Dazu Patienten: „Im Kontakt mit anderen habe ich gar keine Zeit zum Grübeln." — „Mein Humor ist es. Ich hatte schon geglaubt, ich hätte ihn verloren. Aber jetzt habe ich ihn wieder gefunden." — „Meine Schlagfertigkeit." – „Am liebsten bin ich immer mitten im Getriebe." — „Wenn man den Blick nach vorn richtet.")

> **Wer hat es im Leben leichter: Frauen oder Männer?** (Dazu Patienten: „Wir Frauen haben es etwas leichter, Entscheidungen zu treffen." – „Für Frauen ist es leichter, Lebenskrisen zu bewältigen als für Männer." – „Frauen gehen bis zur völligen Erschöpfung, weil sie nichts liegen lassen können." — „Frauen haben es leichter!" – „Frauen können sich besser helfen, haben mehr Interessen als Männer — und mehr Freunde...")

> **Wer ist Ihr Vorbild?** (Dazu Patienten: „Leute aus meiner Selbsthilfegruppe gegen Ängste: Dort lachen und weinen wir zusammen. Das ist großartig!" — „Offenheit ist für mich ganz wichtig geworden!" — „Mein Vater und mein Ehemann gaben mir Halt. Solange man einen Partner hat, ist alles nicht so schwer." — „Ich hatte nie Vorbilder. Ich habe mich immer lieber auf mich selber verlassen.")

> **Ziehen Sie sich jetzt mehr zurück?** (Dazu Patienten: „Es bleibt ein kleiner Spielraum, um Freunde zu haben." — „Ich habe früher häufig Freunde eingeladen. Heute, wo ich Hilfe brau-

che, kommen nicht mehr alle." — „Die Krankheit ist der Scheideweg zwischen wirklichen Freunden und ..." — „Die anderen verstehen dich nicht." — „Ich muß da alleine durch. Mir kann keiner helfen. Ich will nicht darüber sprechen.")

➤ **Wie sollen die anderen Sie _nicht_ sehen?** (Dazu Patienten: „Ich werde aggressiv; es stört mich." — „Ich bin empfindlicher." — „Das schlimmste wäre, vollkommen hilflos ausgelacht zu werden." — „Andere reifen durch eigene Krankheit — wieso ich nicht?")

➤ **Fällt es Ihnen leicht, „nein" zu sagen?** (Dazu Patienten: „Man wird vorsichtiger. Man strahlt Unsicherheit aus." — „In dem Moment, in dem der Körper einen im Stich läßt, sollte man aufhören, Ansprüche zu stellen!" — „Ich denke an meinen Pflegedienst, wenn ich beispielsweise als 'Oma' angesprochen werde...")

➤ **Wie können Sie Mauern abbauen?** (Dazu Patienten: „Ich muß mir selber klar machen, daß andere häufig unsicher sind, wie sie mit mir umgehen sollen." — „Ich brauche Rücksichtnahme, aber keine Bevormundung!")

➤ **Wer interessiert Sie?** (Dazu Patienten: „Sich füreinander zu interessieren, fällt in der Familie leichter." — „Man muß mit den Leuten reden, um sie beurteilen zu können. Manchmal wundert man sich.")

➤ **Wann sind Sie kommunikativ?** (Dazu Patienten: „Ganz klar: Förderlich ist Sympathie als der immer noch beste Wegweiser." — „Ein Lächeln öffnet." — „Bei mir ist die körperliche Erscheinung sehr wichtig.")

➤ **Wann haben Sie Hemmungen?** (Dazu Patienten: „Wenn jemand plappert, weckt das in mir Mißtrauen." — „Wer über andere spricht, von dem ziehe ich mich zurück!" — „Ich komme nicht klar mit Leuten, die immer dazwischen reden." – „Wer nicht guckt, das kann ich nicht vertragen." – „ Ich mag es nicht, wenn andere jemanden mustern oder böse angucken. -„Am schlimmsten sind Leute mit ihren Endlosgeschichten." – „Wer sich von mir abwendet, von dem wende ich mich auch ab — ja, ist doch so.")

➤ **Wie steht es mit Kontakten zu jüngeren Menschen?** (Dazu Patienten: „Muß man ja!" — „Natürlich!" — „Warum nicht? — Die wollen sich ja auch beweisen." – „Kontakt zu Jüngeren ist zwar wichtig, aber es bleibt Bekanntschaft.")

> *Sind alte Kontakte „besser" als neue?* (Dazu Patienten: „Ich habe meine alten Freunde verloren aber auch neue gewonnen. Die möchte ich nicht missen" — „Freundschaften sind für mich das Wichtigste, sind mein soziales Netz. Ich tue viel für meine Freunde, und sie tun viel für mich. Freundschaften sind so schön. Ich schließe überall Kontakte.")

> *Was macht Freundschaften aus alten Zeiten so beständig?* (Dazu Patienten: „Gemeinsame Interessen und Erfahrungen — wird aber weniger." — „Außerdem hängen meine Kontakte davon ab, wie ich mich fühle.")

> *Wie äußern Sie Ihre Bedürfnisse üblicherweise?* (Dazu Patienten: „Man sollte Bedürfnisse nicht zu forsch äußern." — „In kleinen Bröckchen funktioniert es am besten." — „Bedürfnisse äußern heißt ja auch nicht: Forderungen aussprechen." — „Ich kämpfe dickköpfig, wenn ich merke, daß mich jemand bevormundet." — „Ich gehe das vorsichtig an, schau, wo denn der Schuh drückt. Dann kann ich mit allen Personen gut auskommen. Ich möchte es in meiner Krankheit ja auch ein bißchen gemütlich haben." – „Ich habe meine Töchter als Ersatzpersonen eingesetzt. Die setzen sich jetzt für mich durch.")

> *Wie gehen Sie mit Ärzten um?* (Dazu Patienten: „Wichtig ist, zusätzlich zur medizinischen Therapie selbst aktiv zu sein und sich nicht nur auf Arzt und Pflege zu verlassen." – „Am Donnerstag kommt die Chefarztvisite. Das ist ein Freudentag für mich: Ich könnte mich totlachen!)

> *Was denken Sie spontan, wenn der Arzt zur Visite hereinkommt?* (Dazu Patienten: „Man bekommt nicht, was man bestellt hat. Man muß sich beschweren." — „Ich kenne keine Angst vor Ärzten." — „Ich will wissen, was mit mir los ist." — „Man muß aufpassen." — „Schlimm ist aber auch, wenn jemand immer gegenan redet. Das sind Nörgler und Zweifler, Leute, die alles anzweifeln und nie zufrieden sind. Wichtig ist die positive Einstellung." — „Es geht nur um die obere Spitze. — Den Therapeuten ist man sehr wohl gesonnen. Die können Einem zuhören." – „Ich spreche schon alles an: Gelöste Konflikte befriedigen sehr!")

➤ *Wie fühlen Sie sich hinterher, wenn Sie Ihre Meinung gesagt haben?* (Dazu Patienten: „Ich habe eine Operation abgelehnt und damit drei Wochen Nervenkrieg beendet!" — „Wenn ich meiner Sache sicher bin, sage ich auch offen meine Meinung." — „Ich wäge eher ab, um niemandem auf den Schlips zu treten.")

3. Einstiegsthema: Krankheit — Alter – Einsamkeit: eine zwangsläufige Kopplung?

Hintergrund und Ideen zur Einführung

Patienten berichten häufig, daß Angehörige, Freunden oder Bekannte, zu denen in gesunden Tagen lebhafter Kontakt bestand, sich von ihnen abgewendet hätten, seit sie krank seien. Im Ergebnis fühlen sie sich „im Stich gelassen". In der Gruppe kann besprochen werden, welche Erfahrungen die Teilnehmer gemacht haben und wie dem Einsamkeitserleben entgegengewirkt werden könne.

Negative Selbstbewertungen drücken sich häufig in negativen Erwartungen über die Einschätzungen anderer aus. Dadurch behindern viele Patienten sich selber, Kontaktangebote wahrzunehmen, da sie befürchten, daß ihr Vertrauen enttäuscht werden könnte.

Jeder Mensch trägt in sich verschiedene Wünsche nach Intensität, Häufigkeit und Dauer von sozialen Kontakten: Jeder, der gerne allein ist und sich gut und ausdauernd fern von der Gesellschaft anderer beschäftigen kann, hat ab und zu das Bedürfnis nach menschlicher Nähe. Und ein noch so geselliger Mensch braucht gelegentlich Phasen für sich allein.

In der Gesprächsgruppe können die Teilnehmer für sich klären, in welchen Situationen sie selber gerne allein bzw. unter Menschen wären und inwieweit sie selber die Erfüllung dieser Bedürfnisse steuern können.

Die Gruppensitzung bietet daneben Gelegenheit, sich über die Selbstbewertung und die vermutete Fremdbewertung Gedanken zu machen. Fragen über Nähe und Distanz werden dabei ebenso berührt wie Vertrauen/Mißtrauen und das Empfinden von Einsamkeit.

Im Folgenden werden zu diesem Einstiegsthema beispielhaft formulierte Fragen und die dazu gegebenen Antworten der Patienten dokumentiert:

> **Welche Vorurteile erleben Sie von anderen Ihnen gegenüber?** (Dazu Patienten: „Es wird einem unrecht getan: Krankheit wird als Nicht-Wollen fehlinterpretiert!")

> **Wie können Sie Einsamkeitsgefühle vermindern?** (Dazu Patienten: „Die Krankheit wurde zur Zwangspause zum Resümieren. Ich bin ein soziales Wesen. Ich brauche menschliche Kontakte. Das werde ich nicht noch einmal vergessen!" — „Die Krankheit hat nicht nur Unangenehmes mit sich gebracht, sondern auch Einkehr, Besinnung. Ich mache neue Pläne, was in der Zukunft passieren soll.")

> **Hat sich Ihr Verhalten anderen gegenüber verändert?** (Dazu Patienten: „Der Rollstuhl sagt schon viel – und zwar: Ich bin krank. Ich bin behindert. Ich bin immer der Schwächere." — „Man fühlt sich nicht mehr ganz vollwertig." — „ Ich kann nicht überall hin — bin daher eingeschränkt und abhängig." — „Selbstbewußtsein und Durchsetzungsstärke kann man sich als Kranker gar nicht mehr leisten!" – „Als Gesunder braucht man nicht so sensibel zu sein. – „Ich traue niemandem.")

> **Wie reagiere Sie, wenn man Sie unter Druck setzt?** (Dazu Patienten: „Ohne Frage steht man in Gefahr, unterdrückt zu werden." – „Wenn ich unterdrückt werde, besteht die Gefahr, daß ich nach Vergeltung und Rache sinne." – „Das hält keiner aus, unterdrückt zu werden, aber die Kinder sind eine potentielle Gefährdung: Sie sind jünger, sie können und wollen sich durchsetzen." – „Montags gehe ich zum evangelischen Seniorentreff. Das gefällt meiner Tochter auch nicht. Da schimpft sie immer. Da setze ich mich durch. Da bin ich bockig.")

> **Welche Vorteile sehen Sie im Alleinsein?** (Dazu Patienten: „Keiner kann mir was sagen!" — „Nur so kann ich selbständig bleiben." — „Ich fühle mich dann selbstbestimmt." — „Alleinsein ist angenehm, wenn man wählen kann zwischen Alleinsein und Geselligkeit." — „Man kommt zum Nachdenken, was sonst verdrängt wird.")

➤ **Welche Qualitäten müssen Ihre Freunde haben?** (Dazu Patienten: „Meine Bekannten wissen, daß ich nicht so schnell an die Tür komme. Meine Handicaps sind bekannt, und alle richten sich danach. Das ist beruhigend.")

➤ **Ist es als Kranker schwerer, Kontakte zu finden und zu halten?** (Dazu Patienten: „Meine Krankheit frißt meine gesamte Energie. Ich habe keine Kraft, mich auch noch um Kontakte zu kümmern." − „Als kranker Mensch bin ich für andere zum Exoten geworden." — „Die anderen haben nicht die Zeit zuzuhören, wenn ich von meiner Krankheit erzähle." —„Wegen der Krankheit mußte ich ins Heim ziehen und meine Freunde verlassen. Ich vermisse sie." − „Ich bin nicht einsam, aber nicht mehr so aktiv — mehr so für mich allein." — „Ich habe schon Kontakte. Aber die sind sehr oberflächlich. Im Alter ist das nun mal so." —„Im Alter ist es schwerer, Kontakte zu finden. Außerdem will ich auch nicht so viele Kontakte, kann mich nicht um so viele Menschen kümmern..." — „Meine Schwiegertochter ist krank, alle kümmern sich um sie. Dadurch bekomme ich weniger Besuch... Aber telephonisch stehe ich mit meiner Familie in Kontakt." — „Ich lebe allein, bin aber nicht einsam, empfinde das nicht so. Ich mache mir aber so meine Gedanken." — „Bei mir zogen sich unsere alten Freunde von mir zurück, als mein Mann gestorben war. So ist das eben.")

➤ **Wie könnten andere besser mit Ihnen umgehen?** (Dazu Patienten: „Man möchte würdevoll behandelt werden." — „Im Alter wird man empfindlicher gegenüber Kränkungen. Ich finde es schlimm, wenn mich jemand mit „Oma" anredet." — „Manchmal fühle ich mich in die Ecke geschoben, behandelt wie einen kleinen Müllhaufen.")

➤ **Was brauchen Sie von anderen?** (Dazu Patienten: „Das Gespräch, in dem ich ernst genommen werde und als Individuum wahrgenommen werde. Die Einsamkeit wird aufgelöst." — „Ich brauche den Kontakt, auch daß ich wahrgenommen werde von meinem Bettnachbarn." — „Ich brauche das Gespräch, wo man mir zuhört.")

➤ **Haben Sie genügend Kontakte?** (Dazu Patienten: „Ich hatte immer mit jungen Leuten zu tun: privat und beruflich. Was Kontakte angeht, bin ich völlig ausgelastet. Aber wenn es mir schlecht geht, will ich niemanden sehen. Vielleicht soll es so sein." — „Ich merkte plötzlich: Ich hatte Kontakte vernachlässigt.")

4. Einstiegsthema: „Von mir kann mancher noch was lernen." Oder: Meine Wurzeln:

Hintergrund und Ideen zur Einführung

Durch Krankheit und Folgen des höheren Lebensalters gezeichnet, entwickelt sich bei vielen Menschen der Eindruck, für andere kein attraktiver Kommunikationspartner mehr zu sein. Die Redensart, „zum alten Einsen" zu gehören oder „weg vom Fenster" zu sein, spiegeln derartige Überzeugungen wider.

In der Gesprächsgruppe wird das Augenmerk auf die eigenen inneren Schätze an Erfahrung, Wissen, Altersweisheit und Überzeugungen gelenkt.

Die Patienten sehen sich wieder in der Rolle des Agierenden, aktiven Gesprächspartners und können im Austausch mit den anderen — teilweise nach langer Zeit zum ersten Mal — sich wieder als ernst genommener Gesprächspartner erleben.

Grundelemente für unser soziales Rollenverständnis und —verhalten haben wir in unserer Ursprungsfamilie, von unseren Eltern gelernt. Hier findet sich somit unser Fundament für unsere psychische Stabilität. Wenn Körper und/oder Seele geschwächt sind, ist es wichtig, sich der eigenen „Wurzeln" bewußt zu machen, um Ansätze für den eigenen Trost zu finden im Zuge der Krankheitsverarbeitung und zum Schutz gegen länger anhaltende in ein depressive Reaktionen. Es gilt daher, verborgene, verschüttete oder neue „Wurzeln" zu entdecken.

In der Gesprächsgruppe werden die Teilnehmer aufgefordert, sich an längst vergessen geglaubte Erziehungsbotschaften ihrer Eltern zu erinnern und zu formulieren.

Damit gelingt es vielen, ein Gefühl von Sicherheit in sich aufzubauen, was Ausgangspunkt für den Aufbau neuen Vertrauens in die gegenwärtige Situation werden kann.

Im Folgenden werden zu diesem Einstiegsthema beispielhaft formulierte Fragen und die dazu gegebenen Antworten der Patienten dokumentiert:

➤ **An welche Erziehungssätze Ihrer Eltern können Sie sich erinnern?** (Dazu Patienten: „Disziplin ist wichtig." — „Es ist alles schon bei der Geburt vorbestimmt." – „Ich muß, ich will, ich kann!" — „Wichtig ist der Mensch — nicht materielle Güter!" — „Was zählt, sind Liebe und Treue!")

➤ **Worin bestand der Trost von den Eltern, wenn etwas „schief gelaufen" war?** (Dazu Patienten: „Meine Mutter sagte früher: 'Du mußt dir selber helfen!' Daher freue ich mich, was ich geschafft habe — aus eigener Kraft: durch Geschicklichkeit, Selbständigkeit, gut angelegtes Geld! Daher bin ich heute abgesichert!" – „Ich sagte schon als junge Frau zu mir: Ich schaff' das! Das mach' ich — auch, wenn ich nichts davon verstand!")

➤ **Was haben Sie von Ihren Eltern gelernt?** (Dazu Patienten: „Hilf dir selbst, sonst hilft dir keiner!" — „Kann ich nicht, gibt es nicht!" — „Es ist noch kein Meister vom Himmel gefallen." — „Die Fähigkeit zur Kontaktpflege ist die Voraussetzung für alles Weitere.")

➤ **Was hat Sie geprägt?** (Dazu Patienten: „Was der Herr für mich bereit hält, sei es etwas gutes oder etwas schlechtes. Ich nehme es froh und dankbar an; denn es kommt aus seiner Hand." – „Was mich geprägt hat? Das Berufsleben.")

➤ **Können Sie Ihre Vorbilder im Leben benennen?** (Dazu Patienten: „Eltern." — „Wissenschaft." — „Kriegskamerad.")

➤ **Was gehört dazu, für sich selbst die beste Mutter/ der beste Freund zu sein?** (Dazu Patienten: „Sich um sich selber sorgen." – „Entgegenkommen zeigen." – „Wünsche vom Mund ablesen können. – „Wünsche erfüllen." – „Liebevoll sein. – „Gutes geben." – „Erziehen." – „Ehrlich sein und den anderen ernst nehmen." – „Achtend" – „Den anderen annehmen, wie er ist".)

➤ **Welche Erziehungssätze haben Sie für Ihre Kinder geschaffen?** (Dazu Patienten: „Ehrlichkeit." — „Reinlichkeit." — „Zuverlässigkeit." — „Pünktlichkeit." — „Ich habe alles an die Kinder weitergegeben, was mir selber wichtig war." — „Ich habe meine Kinder frei erzogen zu Gehorsam und Fleiß." — „Ich war nie Familienoberhaupt. Ich habe meine Kinder mit Güte geführt. Heute bekomme ich es zurück!")

> **Was bedeutet „Weihnachten" für Sie (früher/ heute)?** (Dazu Patienten: „Weihnachten verschafft mir das Bewußtsein, in welcher Lage ich bin: Statt der therapeutischen Maßstäbe gelten jetzt wieder die Maßstäbe von früher — vor der Krankheit!" — „Die Erwartungen an mich selbst sind immer sehr hoch, eine perfekte Hausfrau zu sein. Auch die Kleinigkeiten sollen stimmen. – „Man muß versuchen, dem Konsumterror zu entgehen." – „Ich wünsche mir, mich abgrenzen zu können von dem ganzen Rummel". —„Das schönste ist immer die Kirche" – „ Ich höre immer gerne die Radio-Lieder. Das kann ich richtig genießen.")

> **Welche Geschenke können Sie anderen machen?** (Dazu Patienten: „Ich kann darauf achten, jemanden zur rechten Zeit anzusprechen — und nicht wie früher zu lange zu warten." — „Jemanden anrufen und damit erfreuen, kann man immer!" — „Ich versuche, mehr zu sprechen mit anderen — also ein offenes Ohr haben." – „Man darf wirklich Wichtiges im Gespräch nicht ausklammern." – „Ich kann jetzt mehr Verständnis für Kranke zeigen." – „Wenn ich mit meinen Geschenken den Anfang setzen kann für etwas, vielleicht ein neues Hobby oder so. Das ist für mich das Größte.")

> **Könnten Sie inzwischen für andere „Rezepte" angeben, um seelische Probleme zu meistern?** (Dazu Patienten: „Wichtig ist, wie man erzogen wurde, wie das Leben bisher gelaufen ist." – „Not macht erfinderisch." – „Hinderlich ist Wehleidig-Sein." – „Man muß lernen, so lange es geht.")

> **Wie benimmt sich ein „guter" Patient?** (Dazu Patienten: „Auf jeden Fall muß er Optimismus haben." – „Als guter Patient wird man doch nur gesehen, wenn alles läuft." — „Man muß es versuchen, alles mitzumachen." — „Man ist verzweifelt, wenn es nicht klappt". – „Man sollte keine Scheu haben, nachzufragen." — „Man muß sich viel mit sich selbst beschäftigen, um den Ärzten genaue Anweisungen geben zu können.")

> **Was macht einen „guten" Arzt aus?** (Dazu Patienten: „Er muß zuhören können, muß sich einfühlen können." — „Ich kann nicht klagen. Mein Arzt beantwortet mir alle Fragen." —

„Manchmal ist es auch so, daß es so, wie man in den Wald ruft, es auch hinausschallt." – „Man kann es ja auch nicht jedem recht machen." — „Die Ärzte müssen sich aber auch viel anhören. Mir wäre es lieber, wenn mir meine Familie besser helfen könnte.")

> *Was wird Ihnen bestimmt **nicht** passieren?* (Dazu Patienten: „Meine neuen Freunde verlieren!")

> *Was macht Sie interessant für andere?* (Dazu Patienten: „Die Rolle, die ich mir selbst zuschreibe, ist das, was andere von mir wahrnehmen." — „Man muß sich selbst akzeptieren." — „Wichtig ist, sich für die Umgebung noch zu interessieren und nicht nur noch anderen zur Last zu fallen. ")

> *Was schätzen Sie an Ihren Freunden?* (Dazu Patienten: „Ich habe Vertrauen zu meinen Freunden." — „Ohne Hilfe der Freunde wäre ich bei der Krankenhausaufnahme aufgeschmissen gewesen." — „Sie verfügen über gute Menschenkenntnis. Das ist es. – Die gute Nachbarschaft ist wichtig." — „Jeder ist für den anderen da. So ist das in einer guten Hausgemeinschaft." — „Der größte Trost liegt für mich im Mitgefühl der anderen. Das sehe ich in den Briefen von meinen alten Bekannten." — „Das Mitgehen anderer ist für mich kolossal. Die machen auch Vorschläge und haben Ideen." – „Gemeinsame Erfahrungen." — „Austauschbarkeit der Dienste füreinander." — „Meine Suche nach Freundschaft wurde oft mit Partnersuche verwechselt." – „Ich habe mir immer Vorbilder gesucht: Ich wollte was lernen!" – „Für meine Freunde würde ich auch Geld investieren." — „Gegenseitige Hilfsbereitschaft." — „Aufmerksamkeit.")

> *Welche Botschaft haben Sie an andere?* (Dazu Patienten: „Nehmt mich 'mal so, wie ich bin!" — „Ich hab' es in den Beinen — nicht im Kopf!" — „Wir haben noch eine Aufgabe, wir armen Mühseligen und Beladenen!" — „Ich will nicht in Watte gepackt werden: Vogel, friß oder stirb!")

> *Welche Vorteile sehen Sie in der Geselligkeit (bezogen auf die Idee, ins Heim zu ziehen)?* (Dazu Patienten: „Man hat immer Möglichkeiten zum Gespräch." — „Man kann auch an Ausflügen teilnehmen." — „Da wird viel Programm angeboten." — „Bei Bedarf bekommt man pflegerische Hilfe.")

> *Mit welchem Prominenten würden Sie gern mal einen Tag verbringen?* (Dazu Patienten: „Das wäre doch nur vergeudete Zeit." — „Bloß nicht." — „Ist doch völlig uninteressant.")

> *Welche Rolle spielt eine Partnerschaft?* (Dazu Patienten: „Meine jetzige Lebensgefährtin ist mein A und O. Ich hoffe, daß wir noch einige Jahre miteinander verbringen werden!")

> *Was möchten Sie an andere weitergeben aus Ihrer Lebenserfahrung?* (Dazu Patienten: „Ich kann den Kindern noch etwas geben, auch wenn die schon längst erwachsen sind." — „Das Wichtigste im Umgang mit Menschen ist Sensibilität." — „Jeder sollte sich um seine eigenen Sachen kümmern." — „Man soll niemandem ungefragt einen Ratschlag geben.")

Schlußwort

Die psychotherapeutische Arbeit mit geriatrischen Patienten bietet die Möglichkeit auf Seiten der Therapeuten, tiefe Einblicke in die Erlebniswelt des älteren Menschen zu tun. Das Verständnis für die Sorgen und Nöte kann sich vergrößern. Die Verquickung von Einzelschicksal im seelischen wie körperlichen Bereich, mit gesellschaftlichen Prozessen und der jeweiligen sozialen Situation werden transparent und nachvollziehbar.

Die speziellen Fragen, die das „normale" Altern mit sich bringt, können thematisiert und mit verschiedenen Schwerpunkten erörtert werden. Anders als in der Einzeltherapie spielen in der Gruppe die Sammlung vielschichtiger Meinungen und Lösungsideen eine große Rolle. Die Identifikationsfläche ist wesentlich breiter gestreut, da mit jedem Teilnehmer eigene Gedanken und Perspektiven ihren Niederschlag finden.

Für die geriatrischen Patienten bildet die psychotherapeutische Gruppe den Ort der Begegnung in mehrfacher Hinsicht. Sie können den Rahmen nutzen, um ihre Ansichten zu Fragen zu formulieren und mit den Stellungnahmen ihres Gegenübers abzugleichen. Sie erfahren sich damit als soziale Wesen, in ihrer Wichtigkeit von den anderen anerkannt und damit aufgewertet (im Vergleich zur Reduktion auf die Rolle des Patienten mit körperlichen und seelischen Defiziten).

Die Patienten lernen, mit weniger Angst in den neuen Lebensabschnitt zu gehen, da sie in der Gruppe angeleitet werden, sich ihre eigenen ergolgreichen Bewältigungsmethoden zu vergegenwärtigen und somit die Quellen des „erfolgreichen Alterns" für sich neu zu entdecken. Sie bekommen anstöße, wie sie durch Kompensation der Defizite und Optimierung im Einsatz der verbliebenen Fähigkeiten ein Zugewinn an Lebensqualität erzielen läßt. Durch den Vergleich mit den anderen können eigene Kapazitäten akzentuiert positiv wahrgenommen werden, wodurch sich das Gefühl von Abhängigkeit, Zukunftsangst und unausweichlicher Einsamkeit reduzieren läßt.

Selbst durch ein- bis zweimalige Teilnahme können somit Impulse in den Patienten ausgelöst werden, die ihnen über längere Zeit Mut machen, ihr Leben nach eigenen Maßstäben so weit wie möglich selbstgesteuert mit zu gestalten. Autonomie, Willensstärke und Zufriedenheit – auch im Alter und eventuell mit nicht vollständiger Restitution der körperlichen Kräfte und Fähigkeiten werden durch eine psychische Stabilisierung deutlich gestärkt und bieten daher eine günstige Basis für die weitere effektive Umsetzung der verbliebenen Kapazitäten im Alltag.

Weiterführende Literatur

C. Adan, 1998: Depressive Störungen imAlter – Epidemiologie und soziale Bindungen, Juventa Verlag, Weinheim.

M. v. Arx & U. Schreiter Gasser, 2004: Die gerontopsychiatrische Tagesklinik: Behandlung älterer Menschen, in: Schriftenreihe der Deutschen Gesellschaft für Gerontopsychiatrie und -psychotherapie, H.-J. Möller, H. Hampel, R. Kortus, M. Teising (Hg.), 5, 151 – 167.

M. M. Baltes (Hg.), 1989: Erfolgreiches Altern: Bedingungen und Variationen, Huber, Bern.

S. Barth, E. Voss, M. Martin, A. Fischer-Cyrulies, J. Pantel & J. Schröder, 2002: Depressive Störungen im mittleren und höheren Lebensalter: erste Ergebnisse einer Längsschnittstudie, in: Zeitschrift für Verhaltenstherapie und Verhaltensmedizin.

B. Boothe & B. Ugolini (Hg.), 2003: Lebenshorizont Alter, vdf Hochschulverlag, Zürich.

J. Eckert, E.-M. Biermann-Ratjen, 1985: Stationäre Gruppenpsychotherapie. Prozesse, Effekte, Vergleiche, Springer, Berlin.

J. Eckert (hg.), 1995: Forschung der Lientenzentrierten Psychotherapie. Aktuelle Ansätze und Ergebnisse, Köln GwG.

T. Gunzelmann, W. D. Oswald, 1990: Aspekte der Erhaltung von Kompetenz im Alter. Ein Überblick über Konzepte und Materialien, in: Zeitschrift für Gerontopsychologie und -psychiatrie, 3, 25 – 42.

G. Haag, U. J. Bayen, 1990: Verhaltenstherapie mit Älteren, in: Zeitschrift für Gerontopsychologie und -psychiatrie, 2, 117 – 129.

M. Hafner & A. Meier, 1998: Geriatrische Krankheitslehre, Teil 1: Psychiatrische und neurologische Syndrome, Verlag Hans Huber, Bern.

M. Hautzinger, 2000: Depression im Alter. Erkennen, bewältigen, behandeln. Ein kognitiv-verhaltenstherapeutisches Gruppenprogramm, Beltz Psychologie Verlags Union, Weinheim.

U. Hegerl, M. Zaudig, H.-J. Möller (Hg.), 2001: Depression und Demenz im Alter. Abgrenzung, Wechselwirkungen, Diagnose, Therapie, Springer, Wien, New York.

H. Helmchen, S. Kanowski, H. Lauter, 2006: Ethik in der Altersmedizin, Grundriss Gerontologie, Bd. 22, Kohlhammer Verlag, Stuttgart.

R. Hinsch & U. Pfingsten, 2002: Gruppentraining sozialer Kompetenzen. Grundlagen, Durchführung, Materialien, Beltz, Weinheim.

A. Hinz & O. Decker (Hg.), 2005: Gesundheit im gesellschaftlichen Wandel. Altersspezifik und Geschlechterrollen, Psychosozialverlag, Gießen.

J. Howe et al. (Hg.), 1988 : Lehrbuch der psychologischen und sozialen Alterswissenschaft, Bd. I, Asanger, Heidelberg.

R. Jerneizig & A. Langenmayr, 1992: Klentenzentrierte Trauertherapie, Hogrefe, Göttingen.

N. Jovic & A. Uchtenhagen (Hg.), 1995: Psychotherapie des Alterns, Asanger, Heidelberg.

F. Karl, 2003: Sozial- und verhaltenswissenschaftliche Gerontologie – Alternsprozesse in multidisziplinärer Sicht, Huber, Bern.

A. Kruse & M. Martin (Hg.), 2004: Enzyklopädie der Gerontologie – Alternsprozesse in multidisziplinärer Sicht, Huber, Bern.

U. Lehr, 2003: Psychologie des Alterns, UTB Quelle & Meyer, Stuttgart.

A. Maercker, 2002: Alterspsychotherapie und klinische Gerontopsychologie, Springer, Berlin.

J. Margraf, 2000: Lehrbuch der Verhaltenstherapie, 2 Bde., Springer, Berlin.

M. Martin & M. Kliegel, 2005: Psychologische Grundlagen der Gerontologie, Kohlhammer, Stuttgart.

M. Martin & H.R. Schelling, 2005: Demenz in Schlüsselbegriffen, Huber, Bern.

N. Nikolaus (Hg.), 2000: Klinische Geriatrie, Springer, Berlin, Heidelberg, New York.

G. Laux & W. E. Müller (Hg.), 1999: Altersdepression: Erkennen und Behandeln, Lingua Med Verlag, Neu-Isenburg.

M. Peters, 2004: Klinische Entwicklungspsychologie des Alters, Vandenhoeck & Ruprecht.

M. Peters, 2005: Gruppentherapie und Gruppenarbeit mit älteren Menschen. Neuere Entwicklungen, Psychosozialverlag, Gießen.

P.F. Schmid, 1994: Personzentrierte Gruppenpsychotherapie: Ein Handbuch, Bd. 1, Solidarität und Autonomie, Edition, Köln.

P.F. Schmid, 1995: Personzentrierte Gruppenpsychotherapie: Ein Handbuch, Bd. 2, Die Kunst der Begegnung, Edition, Köln.

W. Schmidbauer, 2005: Psychotherapie im Alter. Eine praktische Orientierungshilfe, Kreuz Verlag, Stuttgart.

U. Stagnier, T. Heidenreich & M. Peitz, 2003: Soziale Phobien. Ein kognitiv-verhaltenstherapeutisches Behandlungsmanual, Beltz, Weinheim.

J. Stahl & U. Schreiter-Gasser, 2004: Behandlungsprobleme bei gerontopsychiatrischen Patienten, in: Psychiatrische Rehabilitation, 510 – 523.

V. Stief & U. Schreiter-Gasser, 2004: Behandlungsprobleme bei demenziellen Erkrankungen, in: Psychiatrische Rehabilitation, 500 – 509.

V. Tschuschke, 1993: Wirkfaktoren stationärer Gruppenpsychotherapie, Vandenhoeck & Ruprecht, Göttingen.

A. Wettstein, 2005: Mythen und Fakten zum Alter, in: Zürcher Schriften zur Gerontologie, Bd. 3, Zentrum für Gerontologie, Zürich.

A. Wettstein, M. König, R. Schmid & S. Perren (Hg.), 2005: Belastung und Wohlbefinden. Patienten mit Demenz – eine Interventionsstudie, Rüegger, Zürich.

K. Wilkenig & M. Martin, 2003: Lebensqualität und Lebensende. Erfahrungen, Modelle und Perspektiven, in: Zeitschrift für Geriatrie, 36, 333 – 338.

Peter Lang · Europäischer Verlag der Wissenschaften

Michaela Miklautz

Aktivsein in Senioren- und Pflegeheimen

Eine deskriptive Studie

Frankfurt am Main, Berlin, Bern, Bruxelles, New York, Oxford, Wien, 2006.
188 S., 8 Abb., 114 Tab.
Europäische Hochschulschriften: Reihe 6, Psychologie. Bd. 742
ISBN 3-631-54099-X · br. € 39.–*

Nach wie vor steht die Mehrheit der alten Menschen einer Heimübersiedelung negativ gegenüber. Ein betrübliches Dasein, Langeweile und Inaktivität werden damit assoziiert. Es gibt nur wenige Informationen zum Aktivsein in Senioren- und Pflegeheimen. Ziel der Studie ist die Erforschung des institutionellen Aktivseins in Verbindung mit lebenslang ausgeübten Tätigkeiten. Die Datenerhebung erfolgte mit drei unterschiedlichen Verfahren der qualitativen Sozialforschung, um auf die gesundheitlichen Beeinträchtigungen der alten Menschen eingehen zu können. Die Ergebnisse zeigen, dass Aktivsein im institutionellen Kontext durchaus möglich ist. Darüberhinaus liefern sie wichtige Ansätze für eine bedürfnisgerechte Aktivierung und bilden eine gesicherte Basis für weitere wissenschaftliche Arbeiten.

Aus dem Inhalt: Demografische Alterung · Alter und Krankheit · Pflegebedürftigkeit · Institutionalisierung · Aktivitäten im Alter · Psychologische Alternstheorien · Ergebnisse zur Studie „Aktivsein in Senioren- und Pflegeheimen"

Frankfurt am Main · Berlin · Bern · Bruxelles · New York · Oxford · Wien
Auslieferung: Verlag Peter Lang AG
Moosstr. 1, CH-2542 Pieterlen
Telefax 00 41 (0) 32 / 376 17 27

*inklusive der in Deutschland gültigen Mehrwertsteuer
Preisänderungen vorbehalten
Homepage http://www.peterlang.de